1日1分！「腕もみ」で胃腸の不調がみるみる改善する！

東京中医学研究所所長
孫維良

はじめに

「手あて」は人類最古の治療法

「手あて」という言葉があります。
辞書には、病気やけがの処置をすることとあります。

ふだん何気なく使っている言葉ですが、この言葉には医学の起源があらわれています。というのは、医学における病気やけがの治療は、患部に手をあてることからはじまったからです。

わたしたちは、手や足をかたいものにぶつけると、思わず痛いところを手でさすります。お腹が痛くなると、やはり手でお腹をさすります。あたまが痛くなると、これもまた、痛みを感じるところに手をあてます。

痛いところに手をあてる。

この動作を意識して行っている人は、ほとんどいないと思います。誰から教わったわけでもないのに、誰もが同じようにそうしてしまうのは、**痛みを手でやわらげようとするのは人間の本能から生まれる行為**だからです。

おそらく、医学という学問が体系化する以前から、それこそ人類が薬草を発見する前のはるか大昔から、わたしたち人間は、いまの人たちと同じように痛いところを手でさすっていたと思われます。

そして、さするだけでなく、もんだり、押したりすることでも、痛みや不快な症状がやわらぐことを発見し、学んできたのだと思います。

手でさするという原始的な方法から、どこの段階で、もむ、押すといった方法が枝分かれしたのかわかりませんが、少なくとも3000年以上前から、手を使った治療法がはじまったことはわかっています。

そのことは、殷《いん》の遺跡の象形文字によって、書き残されています。

つまり、手で症状をやわらげる方法は、人類が考え出した、もっとも古い治療法なのです。

以降、手を使った治療法は、進化と発展を繰り返しながら中国の社会にしっかり根をおろしてきました。

現在、手技《しゅぎ》といわれる治療法は、あんま療法（正式名称は、推拿《すいな》療法）だけでも400種類以上あります。なかでも古代から残る手法は、押す手法（按法《あんほう》）、患部に植物油を塗ってなでる手法（摩法《まほう》）、もむ手法（揉法《じゅうほう》）、押し動かす手法（推法《すいほう》）などです。

手技による治療法は、中国だけでなく、世界のいたるところでも、その土地の文化ともに発展してきました。

たとえば日本には、明治時代末期から大正時代にかけて成立したといわれる「指《し》圧《あつ》」があります。ヨーロッパには、もむだけでなく、皮膚をなでたり、ふるわせたりするマッサージがあります。アメリカには、骨格のゆがみを正し、全身のバランスを整えていくカイロプラクティックがあります。

からだの不調は、「自分の手」で治す

どの手技治療も、基本となる考えは、自分のからだは自分で治す、ということです。
中国には、古くから「病気は自分でつくったものだから、自分で治すもの」という

文化がありました。

　この文化は、いまも深く浸透していて、わたしが知る限りでも、何百人もの人が、セルフケアによって病気を克服し、健康を取り戻すことに成功しています。手技治療がはじまった歴史を考えると、数えきれないくらいの人が自力で病気から回復し、健康的な一生を送られたのだと思います。


　考えてみると、**病気の多くは自分でつくり出すもの**です。

　糖尿病、高血圧、高脂血症、動脈硬化といった生活習慣病は、まさに自分がつくる病気といえます。

　また、仕事でのパソコン作業以外に、スマートフォンやテレビなど、目を使いすぎることで起きる眼精疲労、悪い姿勢を続けることで症状が悪化する肩こりなども、自分でつくる病気といっていいでしょう。


自分でつくったら、自分で治す。

それができるのが、「自分の手」を使った治療法なのです。

自分の手なら、いつでも「手あて」することができます。病院や診療所のように休診日はないので、極端な話、365日治療を続けることができます。しかも、調子が悪ければ、1日数回治療することもできます。

安易に薬に頼る前に、テレビや新聞の広告に煽られて電気マッサージ器などの健康機器を購入する前に、まずは、自分の手を使って自分のからだをいやしてあげませんか。

自分の手は、自分のからだを守る最高のパートナーなのです。

本書では、自分の手を使って自分のからだを治す方法として、「腕もみ」健康法を紹介します。

自分のからだを自分で治す「腕もみ」健康法

「腕もみ」は、**中国古来の推拿療法から考案した、誰にでもできる健康法**です。東洋医学の考え方に基づくもので、胃腸の状態を改善するだけでなく、健康なからだを取り戻し、維持する健康法です。

さらに、「腕もみ」健康法は、できるだけたくさんの人が実践でき、できるだけ長く継続できるように考えられています。

①健康法に使う時間は、1日1分。
②道具も器具も使わない。使うのは「自分の手」。
③動作は簡単。グーッと押すだけ。
④場所を選ばず、どこでもできる。

⑤時間を選ばず、いつでもできる。
⑥ながらでできる。

短時間でできる簡単な健康法ですが、胃が痛い、お腹が痛い、胃がむかつく、吐き気がする、食欲がないなどの症状を改善するだけでなく、継続することで、胃腸の調子を健やかに維持することができます。

また、からだ全体のバランスを整えることを考える東洋医学に基づく健康法なので、「腕もみ」を続けると、からだのほかの部位の不調改善にもつながります。

「腕もみ」健康法が、みなさまの健康な毎日をつくる一助になれば幸いです。

２０１７年2月　孫維良

目次

ぐっすり眠れるようになる
ひどい頭痛をやわらげる
動悸が少なくなる
血圧が安定する
だるさがとれて、元気になる
長引くせきが、らくになる
目の疲れがらくになる
むくみがとれる
しつこい肩こりがらくになる
二日酔いの症状をおさえる
冷えないからだをつくる
お肌のトラブルが解決する
「腕もみ」でやせる
病気が未病《みびょう》の段階で終わる

第5章

序 章

1日1回、
右腕をグーッと30秒、
左腕をグーッと30秒

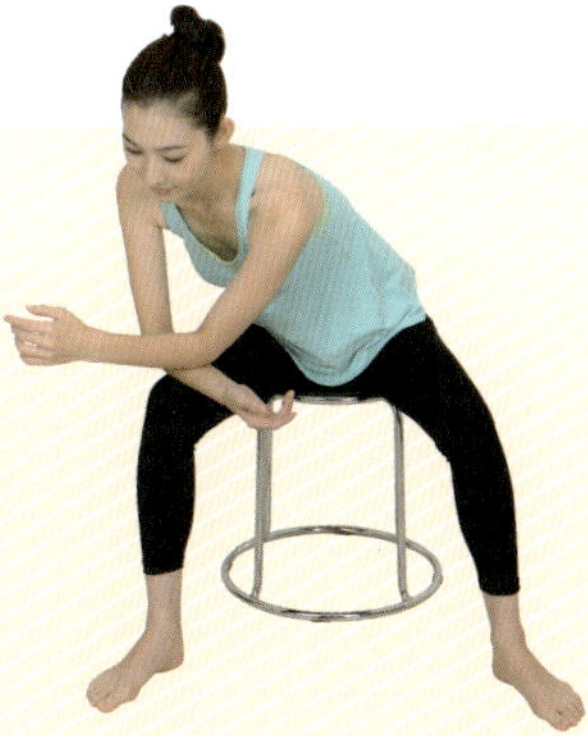

右腕を左腕でグーッ、グーッと30秒押しましょう。

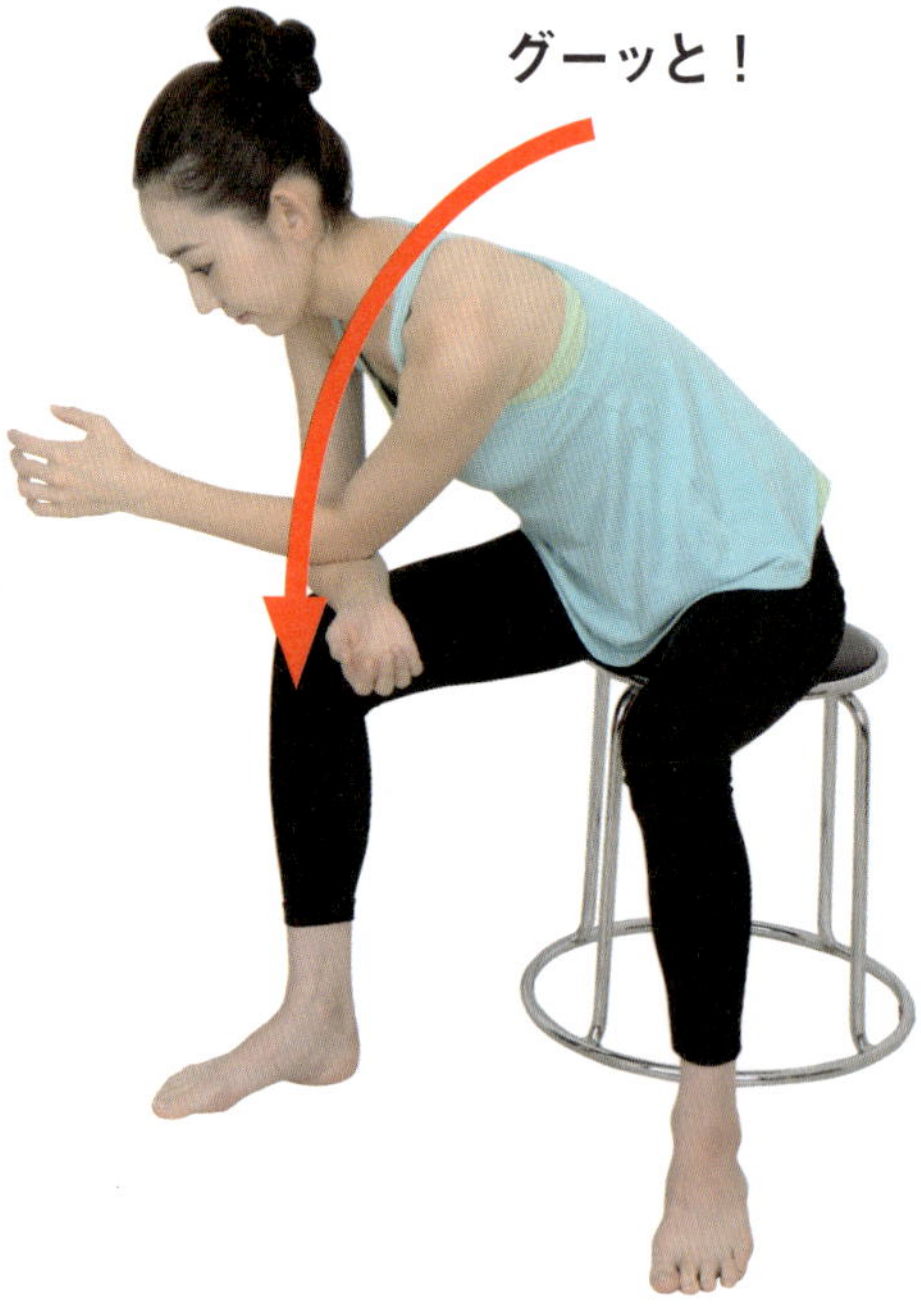

右の太もも上に、右手の前腕を手のひらを上にして乗せ、左手の肘で右手の肘寄りを、体重をかけてグーッと5秒程度押します。

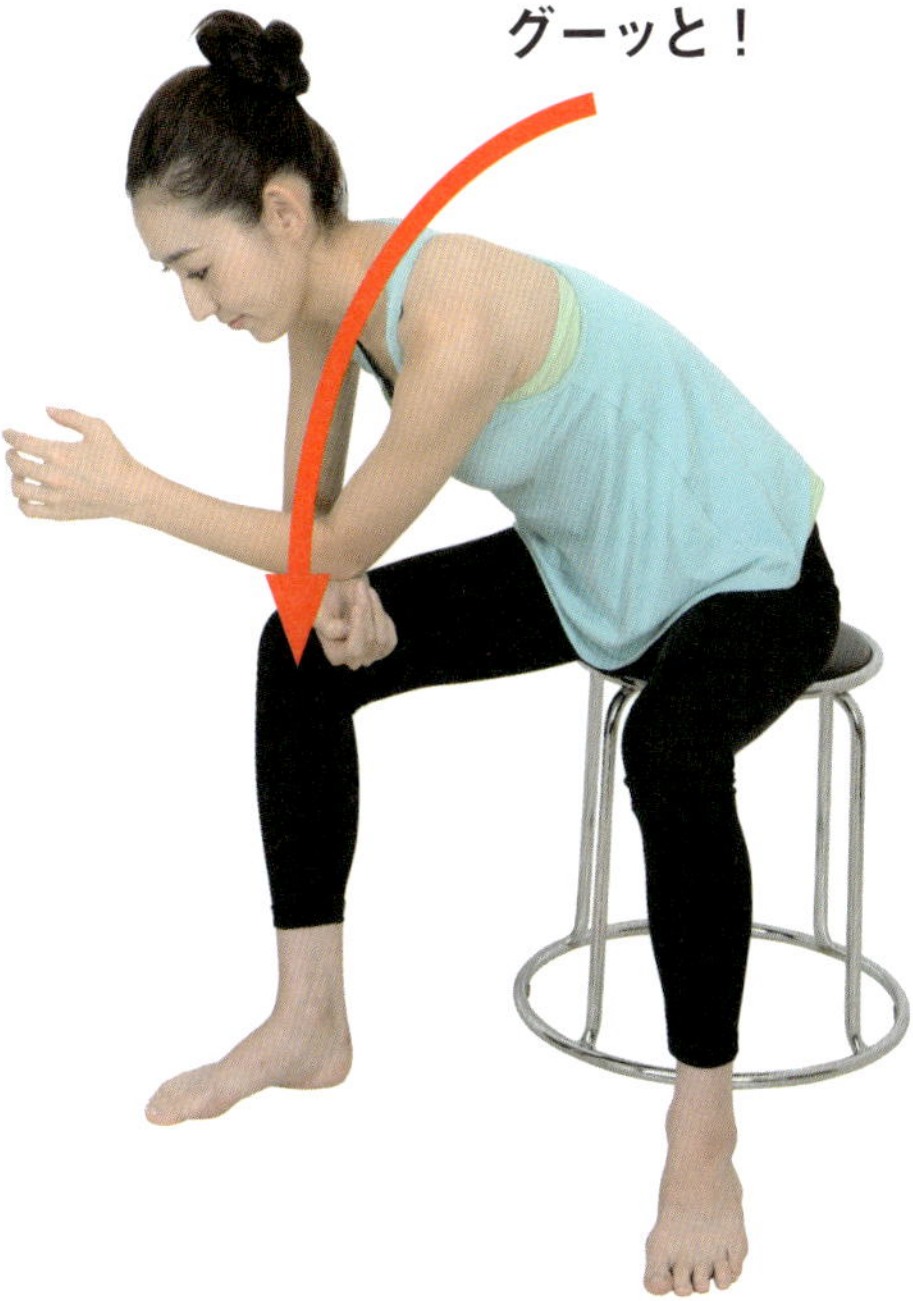

押す位置を少しずつ指先方向にずらしながら、手首までグーッ、グーッとゆっくり、じわーっと30秒かけて押していきます。

詳しくは
77ページ
をご覧ください

左腕を右腕でグーッ、グーッと30秒押しましょう。

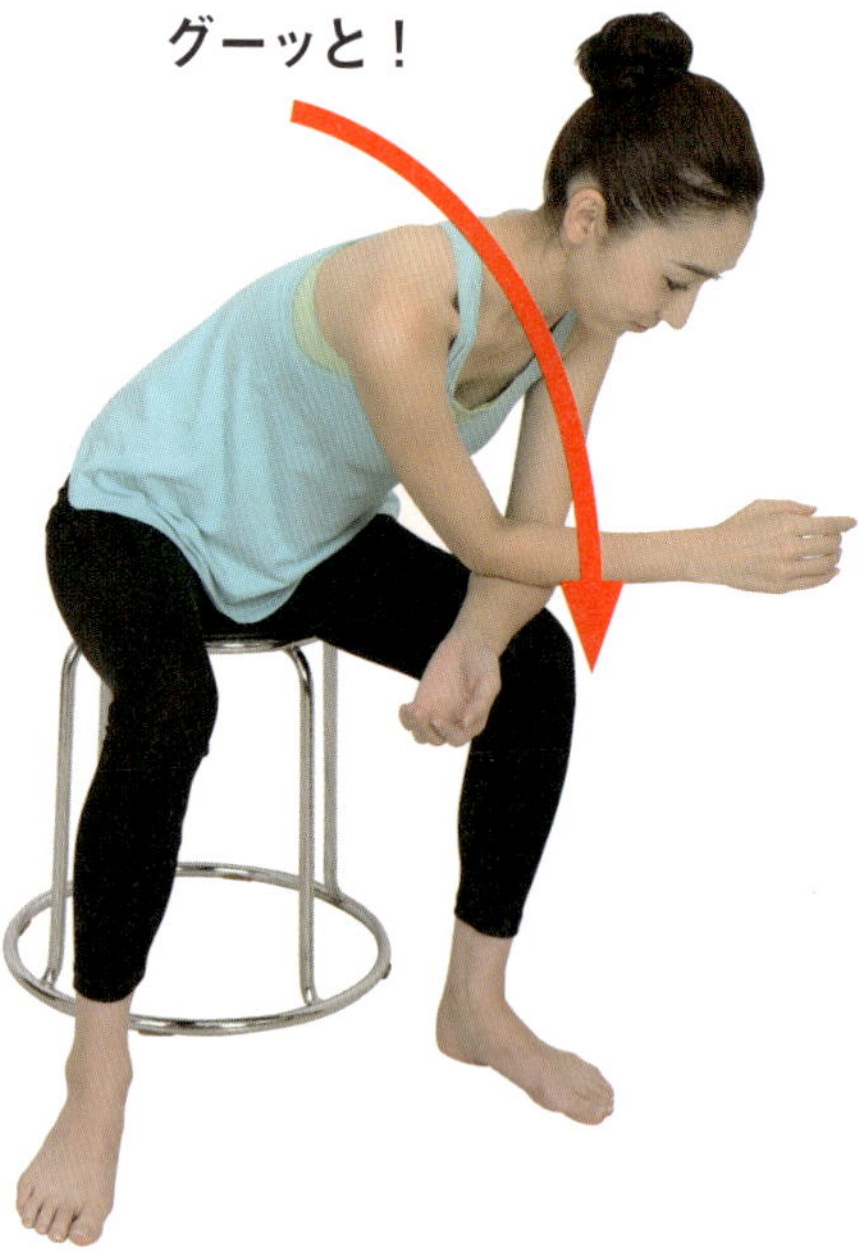

左の太ももの上に、左手の前腕を手のひらを上にして乗せ、右手の肘で左手の肘寄りを、体重をかけてグーッと5秒程度押します。

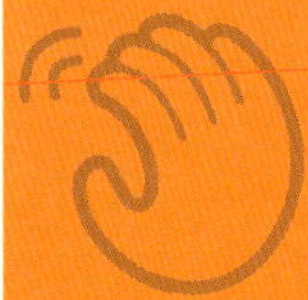

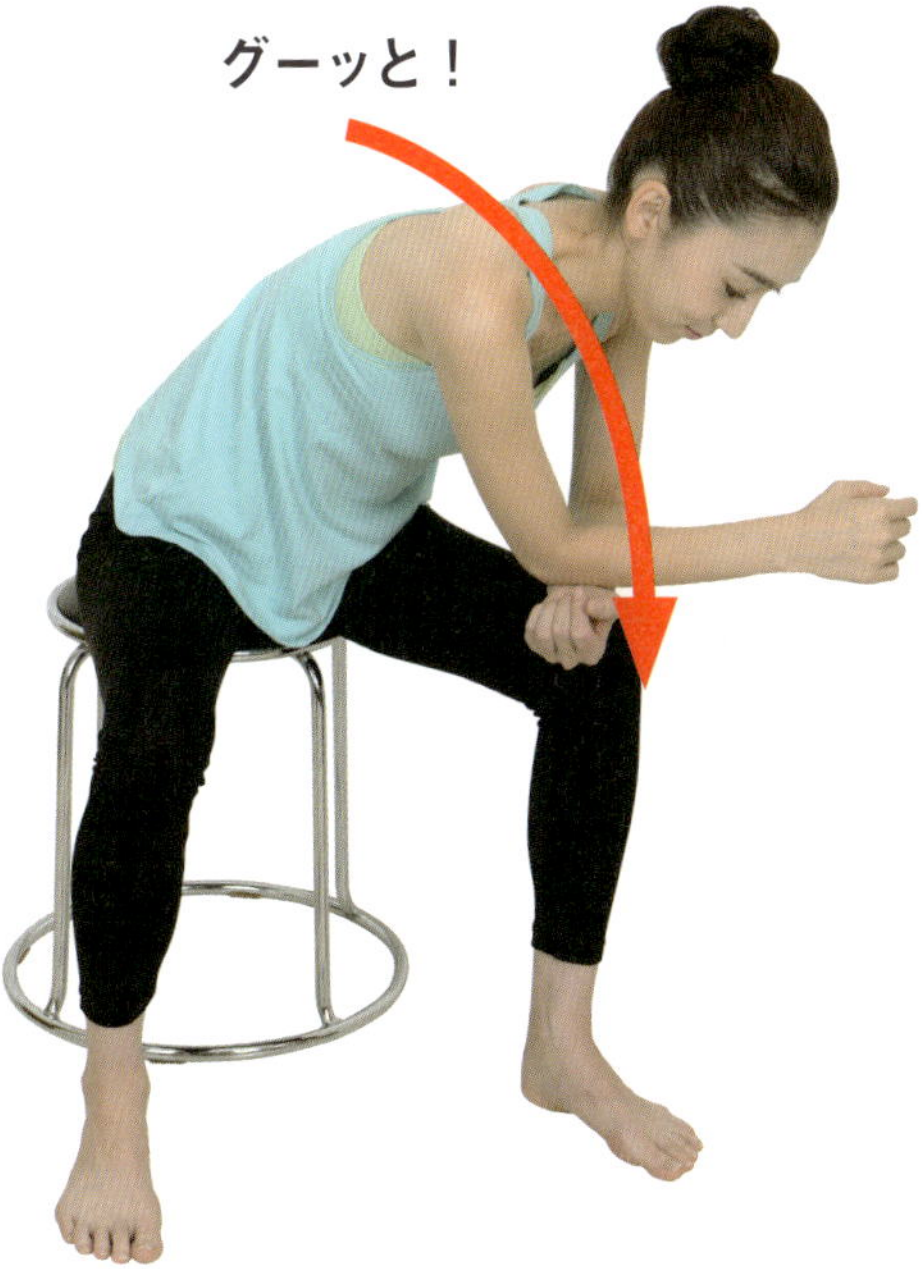

押す位置を少しずつ指先方向にずらしながら、手首までグーッ、グーッとゆっくり、じわーっと30秒かけて押していきます。

詳しくは
77ページ
をご覧ください

しっかり体重をかけて押しましょう。

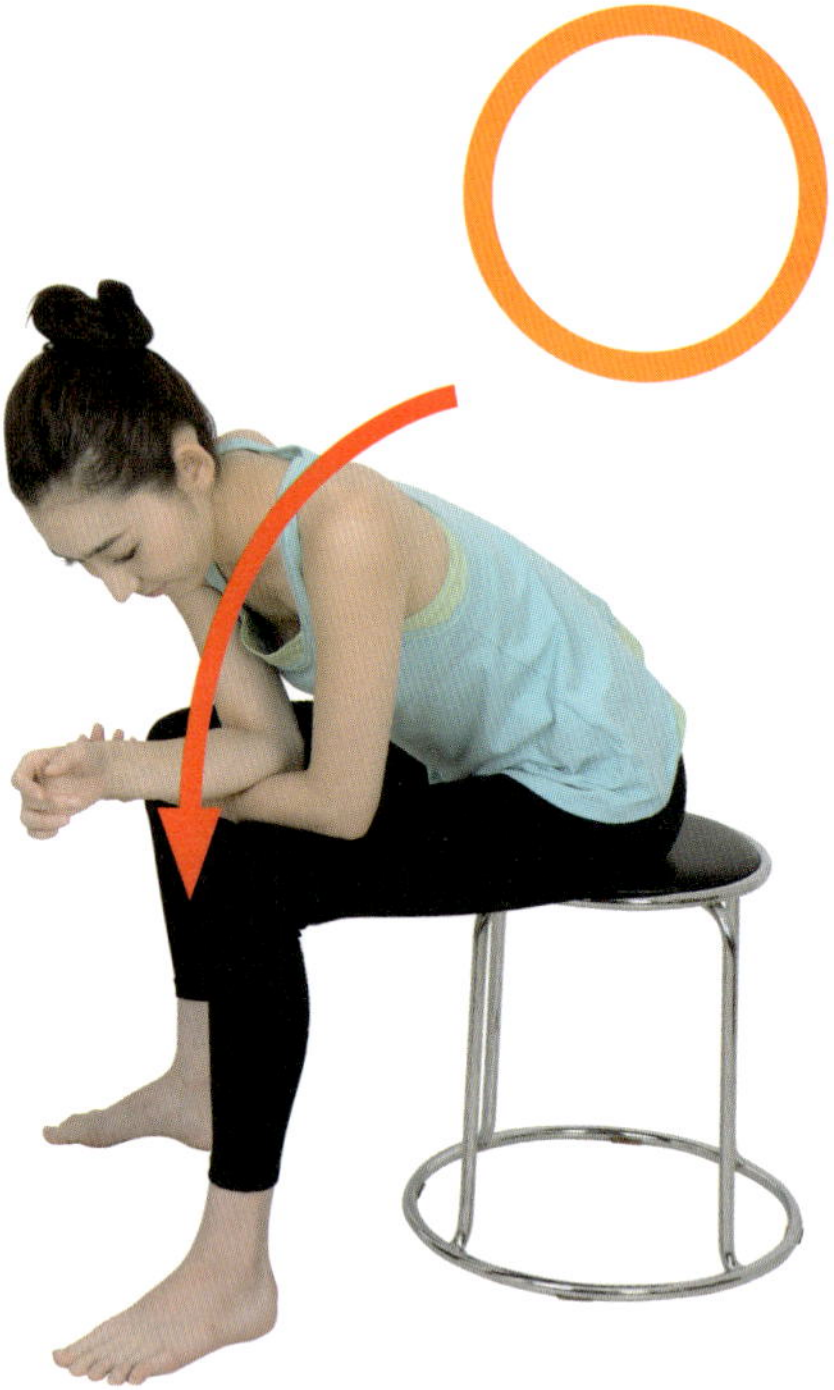

押す側の腕の力を抜き、しっかり体重をかけて押します。刺激が十分にあると、押されている側の腕の手のひらや指先がしびれた感覚になります。

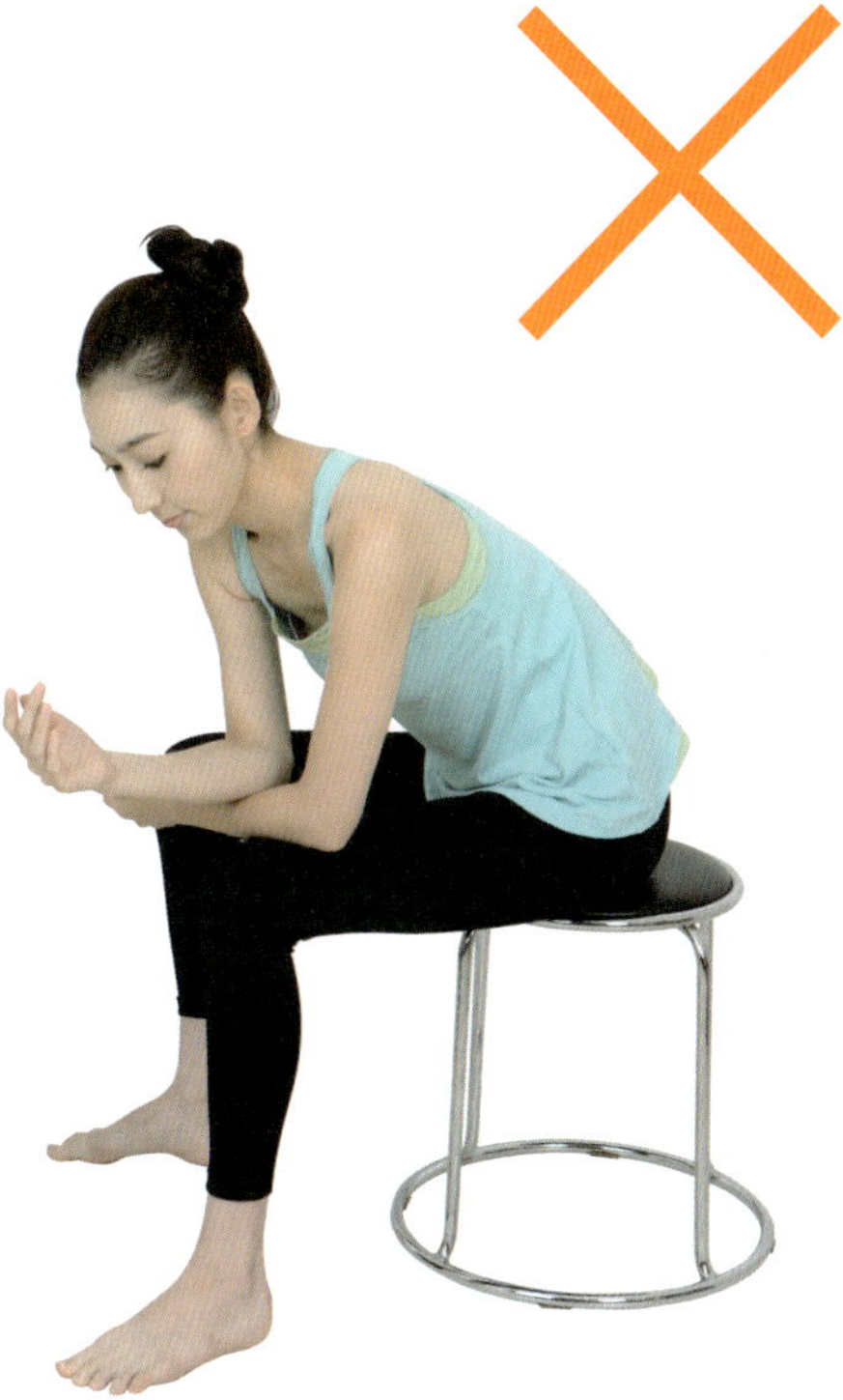

押す側の腕を乗せただけや、押す側の腕に力を入れると、しっかり体重がかからなくなります。「腕もみ」効果を期待できなくなるので注意しましょう。

詳しくは
83ページ
をご覧ください

刺激が足りない人は

肘の先端で
グーッと押しましょう。

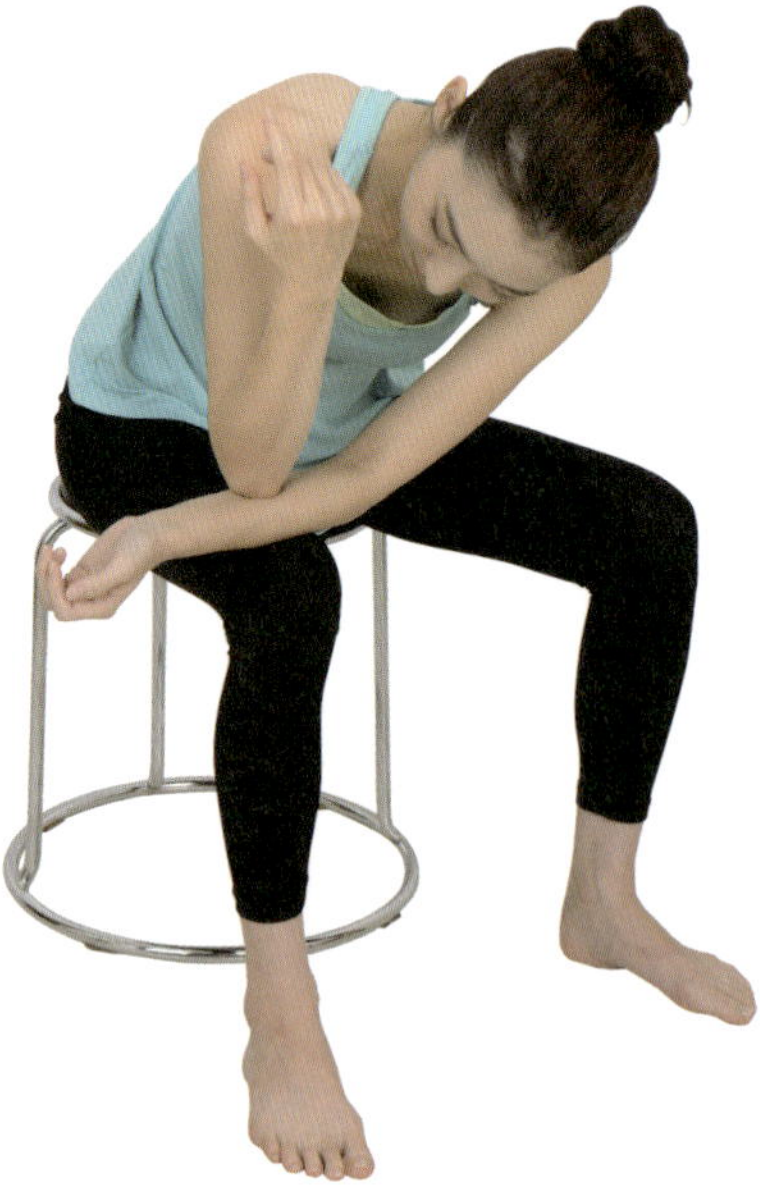

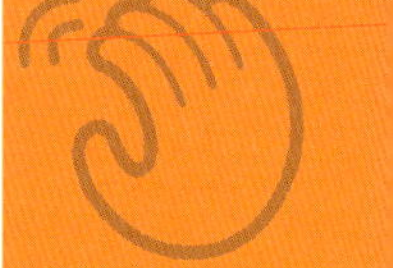

太ももの上に乗せた腕を、もう片方の腕の肘の先端でグーッと5秒程度押します。押す位置を少しずつ指先方向にずらしながら、前腕全体を30秒かけて押していきます。

手のひらを使って
もみほぐしましょう。

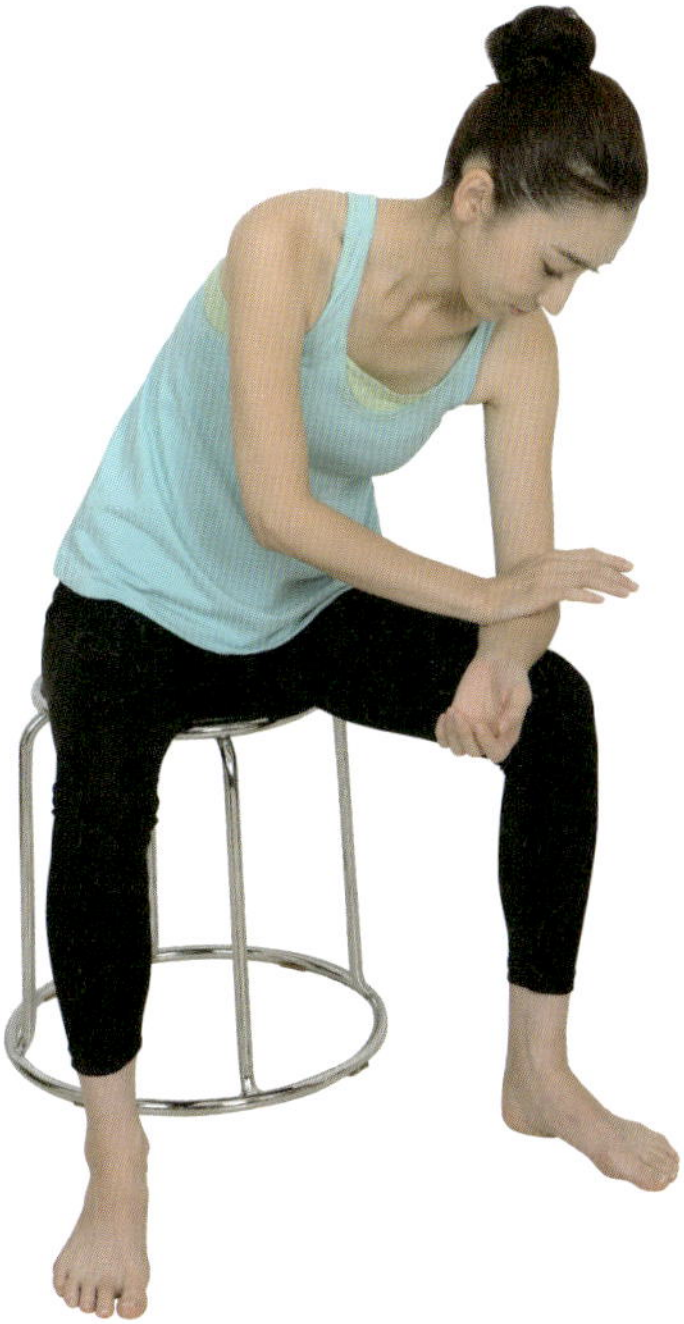

太ももの上に乗せた腕を、もう片方の腕の手のひらで、こねるようにもみほぐします。もむ位置を少しずつ指先方向にずらしながら、前腕全体をもみほぐしましょう。

詳しくは
87ページ
をご覧ください

忙しい人は

こぶしで
ポンポン15秒たたきましょう。

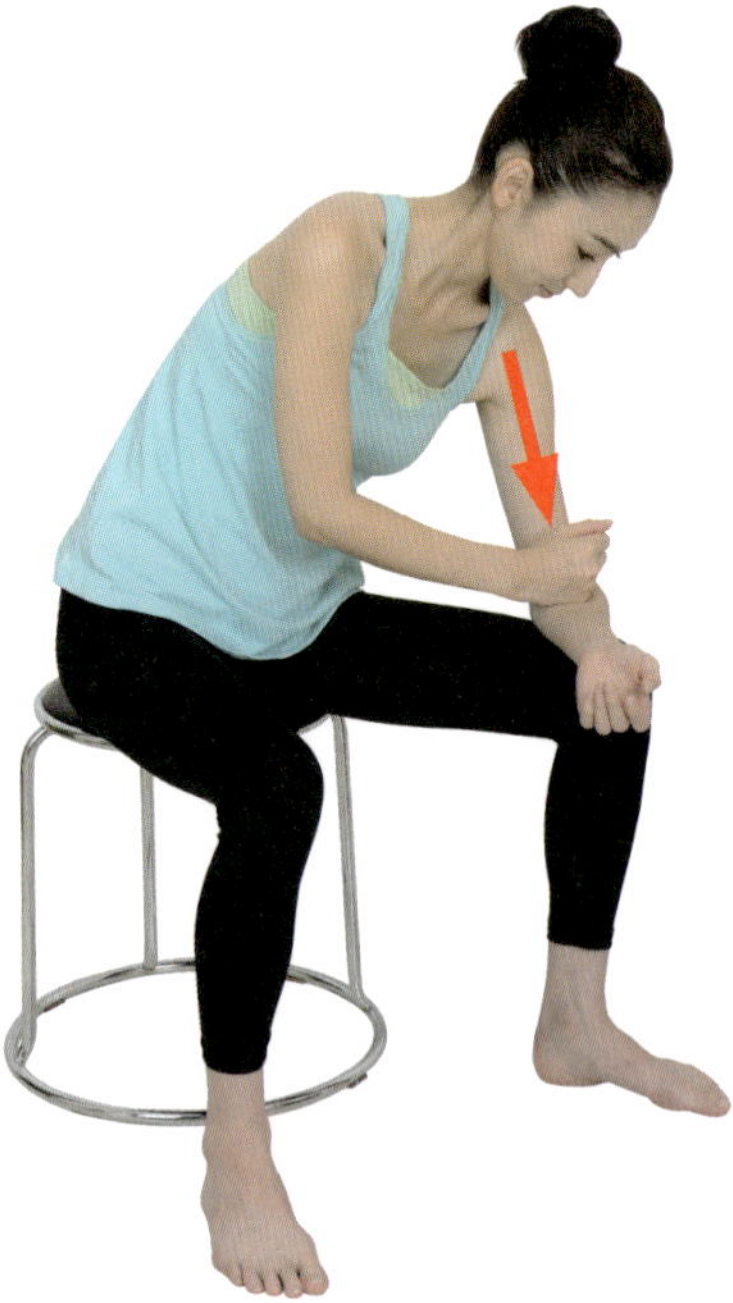

太ももの上に乗せた腕を、もう片方の腕のこぶしでポンポンたたきます。たたく位置を少しずつ指先方向にずらしながら、15秒程度かけて前腕全体をたたきましょう。

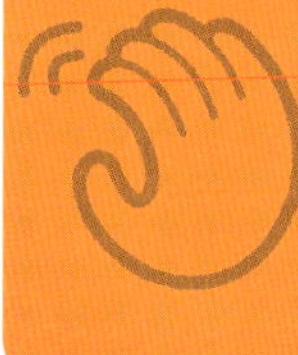

詳しくは
94ページ
をご覧ください

水の入ったペットボトルで
ポンポン15秒たたきましょう。

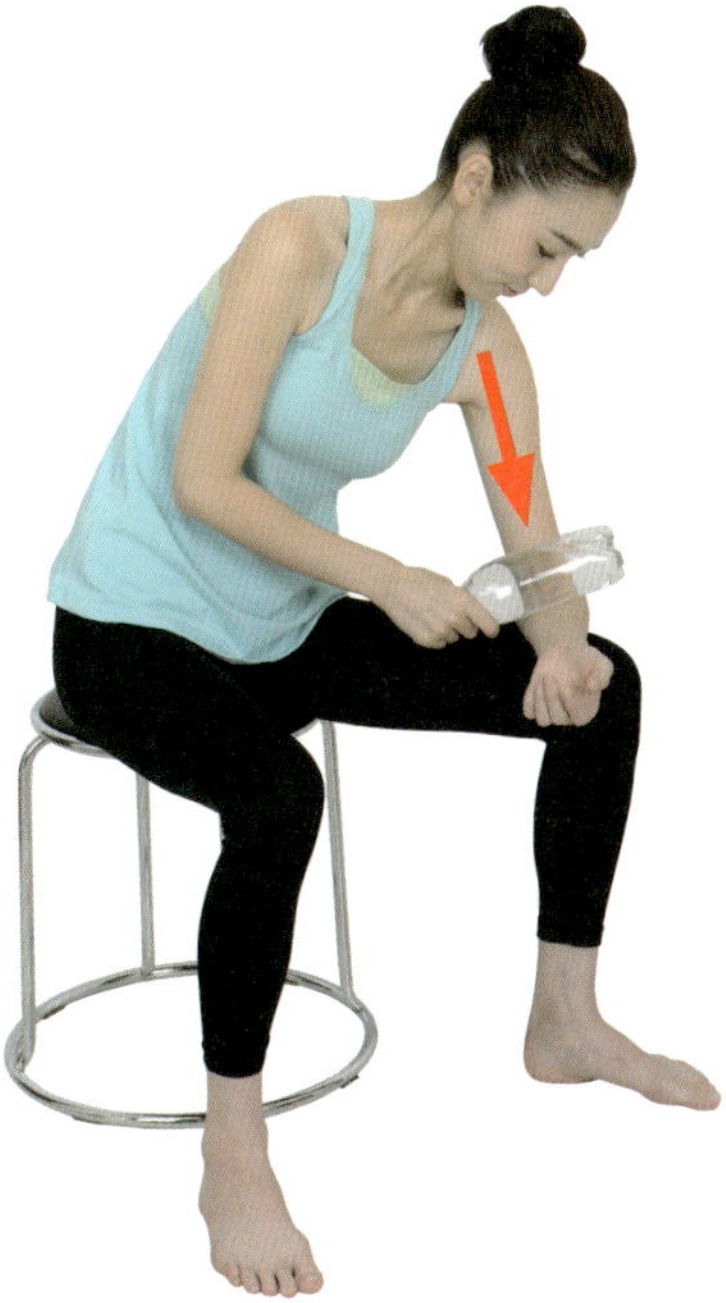

太ももの上に乗せた腕を、水をいっぱいに詰めたペットボトルでポンポンたたきます。たたく位置を少しずつ指先方向にずらしながら、15秒程度かけて前腕全体をたたきましょう。

詳しくは
94ページ
をご覧ください

時間に余裕がある人は

右腕をストレッチで
伸ばしましょう。

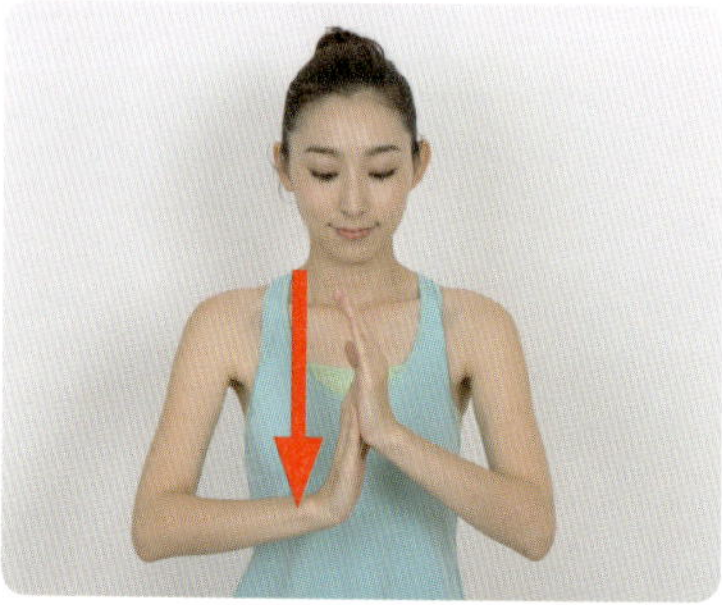

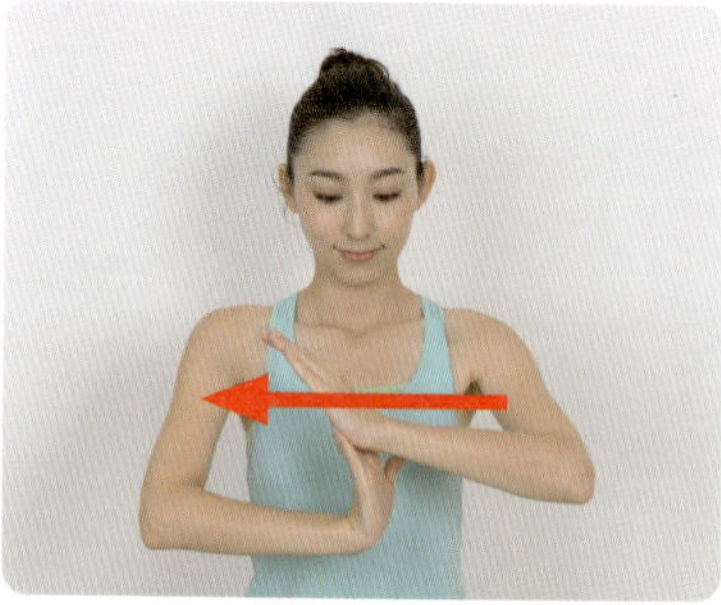

胸の前で手のひらを合わせ、右の手のひらを左の手のひらに指がかかるくらいまで下にずらします。その状態から、左手を右側にグーッと押し込み10～15秒程度キープし、元の位置に戻します。

左腕をストレッチで伸ばしましょう。

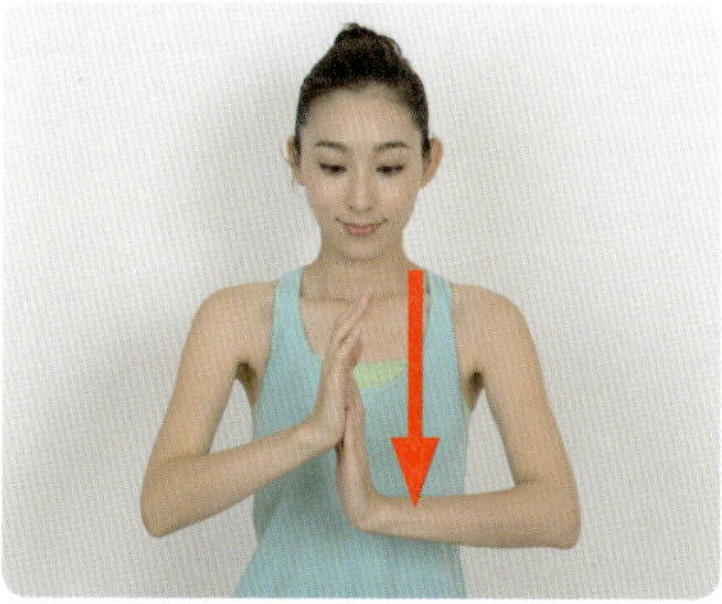

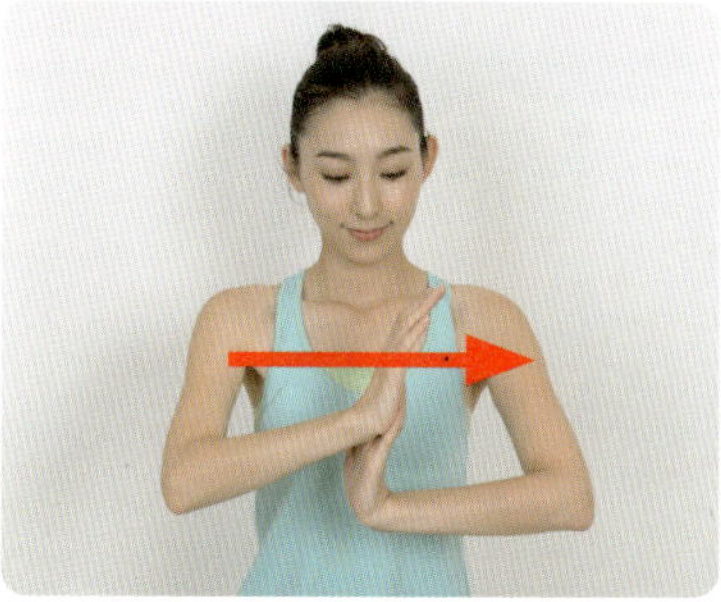

同じように胸の前で手のひらを合わせ、左の手のひらを右の手のひらに指がかかるくらいまで下にずらし、右手を左側にグーッと押し込み10〜15秒程度キープし、元の位置に戻します。この動作を左右3回ずつ行いましょう。

詳しくは
98ページ
をご覧ください

たっぷり時間がある人は

腕をゆっくりさするだけで
効果があります。

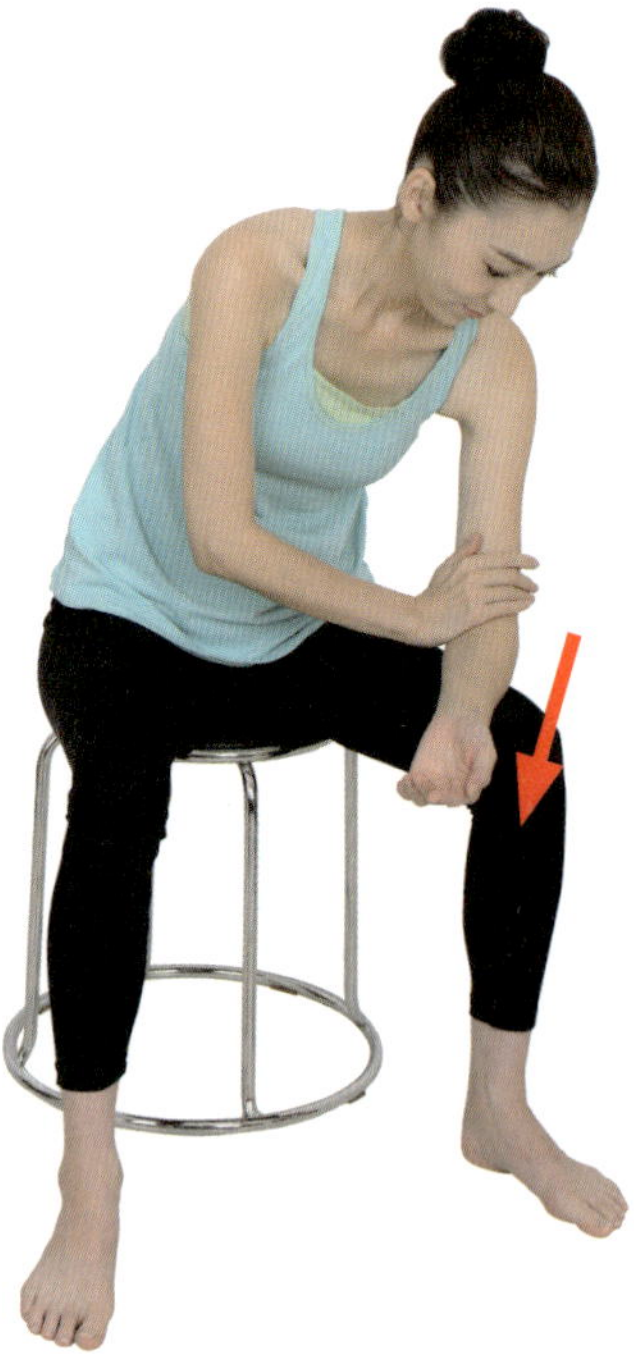

太ももの上に乗せた腕を、もう片方の腕の手のひらで、肘寄りから指先方向に手首までさすります。

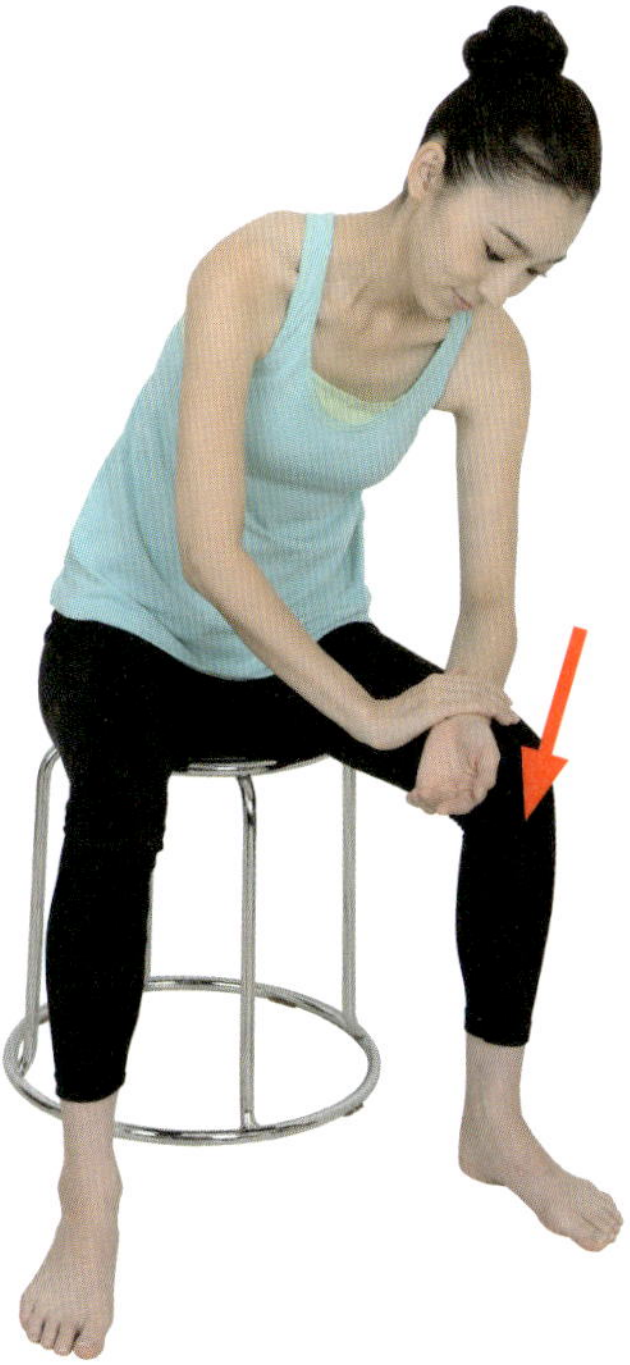

10分くらい時間をかけて、ゆっくり何度もさすってあげましょう。前腕を強く刺激したあとにさすると、より「腕もみ」効果が高くなります。

詳しくは
98ページ
をご覧ください

1日1回1分の腕もみを続けると

- 胃もたれがなくなります。
- 胃の痛みがなくなります。
- 便秘が解消します。
- 下痢がおさまります。
- 食欲旺盛になります。
- 動悸《どうき》、息切れ、不整脈が改善します。
- 肩こりが軽くなります。
- 精神状態が安定して心がらくになります。
- 腕の疲れや痛みがなくなります。
- 腱鞘炎の痛みが消えます。
- 冷え性体質の改善につながります。
- ダイエット効果も期待できます。

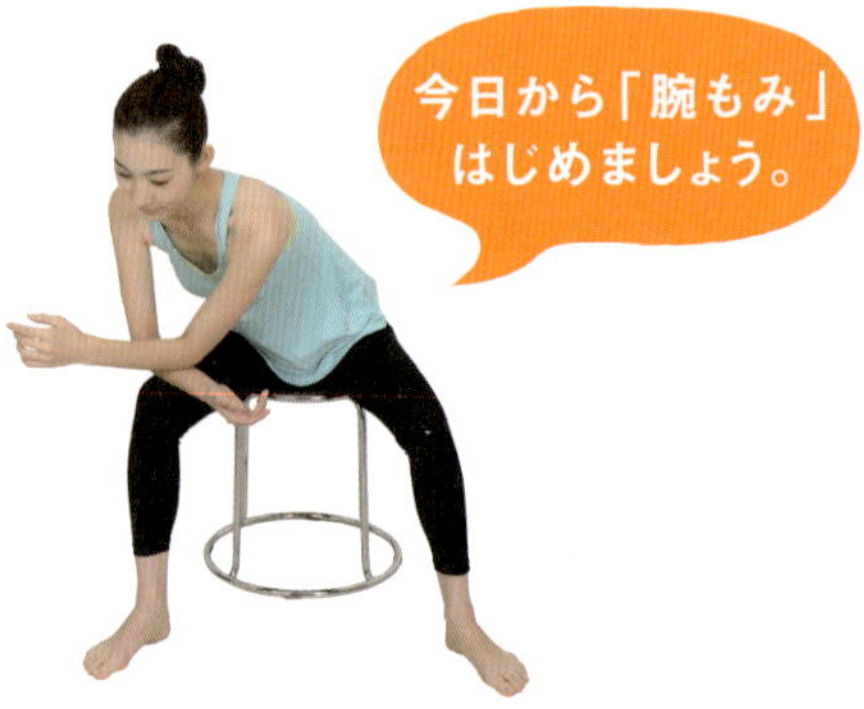

第1章

遠くの「ふくらはぎ」より、近くの「腕」

腕でわかる、からだの不調！

胃腸だけでなく、からだの状態は、腕を診るとわかります。

それでは、さっそく腕をチェックしましょう。

①イスに座り、左手の手首を右手でつかみます。つかむときは、親指が手のひら側になるようにしてください。

②右手の親指のはらで、左手の手首を強く押します。押す位置を少しずつ肘側にずらしながら、左手の前腕を手首から肘まで押してみます。左腕が終わったら、同じように左手で右腕を押してみます。

どうですか？　痛みを感じる部分はありましたか？

どこを押しても痛みをまったく感じなかった人は、胃腸が元気な証拠です。

腕の状態をチェック！

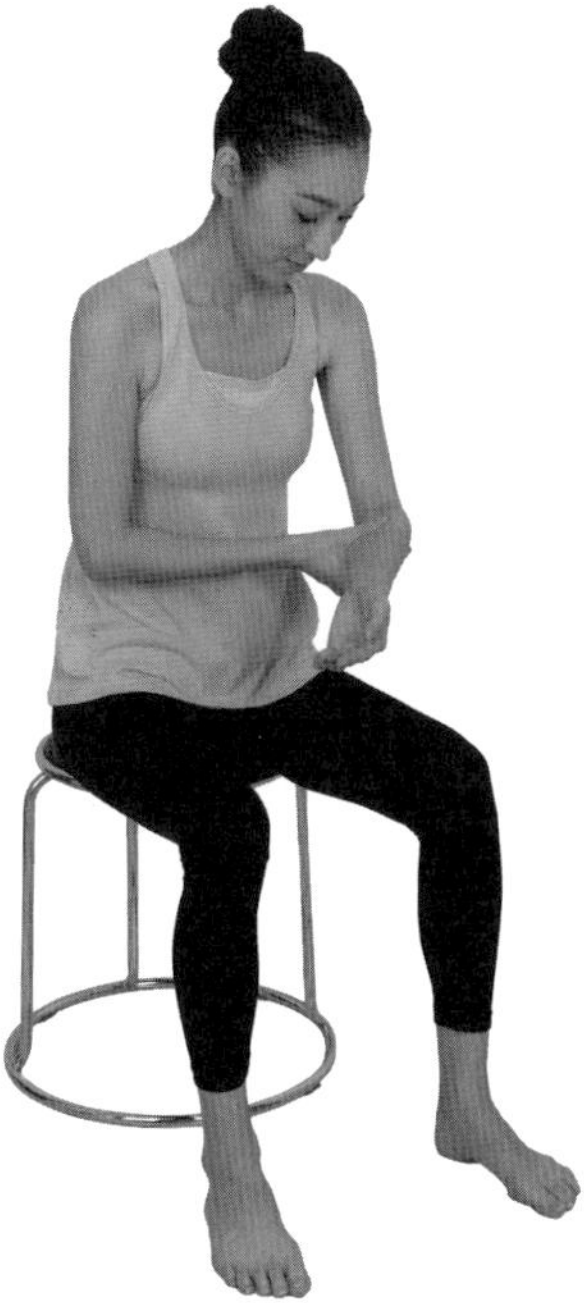

手のひらを上にした左手の前腕を右手でつかみ、親指のはらで強く押します。手首から肘側へ、少しずつずらしながら押してみましょう。張りがあったり、痛みを感じる箇所がある人は、気の流れが悪くなっています。

逆に、どこかで痛みを感じた人は、胃腸の調子が悪いようです。

胃が痛い、お腹を下している、胃がむかむかする、吐き気がするなどといった症状はありませんか？

そうした症状がない人、胃腸は丈夫だと思っている人でも、痛みを感じた人が多かったと思います。わたしのところに来る患者さんのほとんどが痛みを感じます。わたしが腕を押してあげると、なかには悲鳴をあげる人もいるほどです。

胃腸が弱っていないのに、痛みを感じるとは不思議ですよね。

しかし、そういう人は、いまのところ症状が出ていないだけで、胃腸が悪くなりはじめている可能性があります。そのまま放置していると、近いうちに症状が現れるようになります。

もしかすると、悪くなっているのは、胃腸ではないのかもしれません。このことについては、後ほど詳しくお話しします。

腕をチェックすると、多くの人が痛みを感じます。

それは、**ストレス社会といわれる現代を生きる人たちは、日々のストレスによって少なからず、からだにダメージを受けているからなのです。**

胃腸と腕はつながっている

さて、この段階で疑問を抱いている方がいると思います。

胃腸の状態を調べるのに、どうして腕なの？

理由は、**胃腸が悪くなると、そのシグナルが腕に現れる**からです。さらにいえば、**腕が、胃腸をよくするための「手あて」の場所になる**からです。

腕を手あてすると、胃腸がよくなる。

なんだか雲をつかむような話ですよね。しかし、どのように胃腸と腕がつながっているかがわかると納得できるはずです。それが、これからお話しする、わたしの専門である中医学であり、東洋医学の考え方なのです。

東洋医学は、現代医学といわれる西洋医学と比べると、どこか摩訶不思議なものと思われがちです。その理由は、科学的な裏付けが少ないためです。というより、現代科学では、いまだ解明できていないといったほうが正しい表現になります。

しかし、**東洋医学は、4000年も前から蓄積されてきた膨大な経験に基づく医学**です。しかも、現代にいたるまで、人々の健康に貢献し続けています。

からだに流れる「気」が健康を左右する

東洋医学では、人間のあらゆる器官はバラバラに独立して機能しているのではなく、お互いに関連しあいながら生命活動を維持していると考えます。

その活動を支えるエネルギーを「気」といい、つねにからだの中を循環しています。この気の状態が変わると、からだの中にも影響を与えます。つまり、気の状態が健康を左右すると考えるのが東洋医学なのです。

「病は気から」という言葉があります。まさに気の変化が病をもたらすのです。

たとえば、胃が痛いとします。

西洋医学なら、胃カメラやバリウム検査、血液検査などから胃の状態を把握します。医師は、数値や画像に異常がなければ、患者さんが「痛い」と言っても、どこも悪くないと診断します。

もちろん、異常なしと診断されても、患者さんが違和感を訴えるなら、違った角度から再検査します。

それでも検査の対象は胃であり、医師が求めるのは、痛みの原因を明らかにすることです。

しかし、東洋医学の場合は、患者さんに「痛い」という自覚症状があるなら、その段階で病気を患っていると判断します。

そして、症状が現れている場所が胃であっても、心臓であっても、肺であっても、からだのエネルギーバランスが崩れていると考えます。胃が痛いのは、からだ全体の問題で、その症状が胃に現れているととらえるのが東洋医学です。

胃腸が悪くなると、腕にも異変が現れる。
腕の異変を解消すると、胃腸がよくなる。
これは、東洋医学的には、よくあるケースなのです。

胃が痛いなら、胃を治しましょうと考えるのが西洋医学。
からだ全体の乱れを整えて胃の痛みをなくしましょうと考えるのが東洋医学。

どちらが正解というわけではありませんが、東洋医学のほうが、人間が持っている自然治癒力を高めることを目指しているといえます。

気は2種類ある

気について、もう少し話をしましょう。

気というエネルギーは、その出どころから大きく2種類に分けられます。

ひとつは、親から受け継ぐエネルギーです。

生まれたときから、からだに流れているエネルギーで、「先天の気」といいます。

先天の気は両親から受け継いだものなので、残念ながら増やすことはできません。

もうひとつは、生まれてから自力でつくるエネルギーです。

これを、先天の気に対して、「後天の気」といいます。

親から受け継いだエネルギーは歳をとるとともに少しずつ減ってくるので、それを補うために、食事、水、空気などからエネルギーをつくる必要があります。

ちなみに東洋医学では、先天の気が少なくなり、生命力が衰えてくることを、老化現象といいます。

自力でつくるエネルギーの材料となるのは、自然の恵みです。

新鮮な空気や水、そして海の幸、山の幸。自然の空気からつくられるエネルギーを「清気《せいき》」、飲食物からつくられるエネルギーを「穀気《こくき》」、空気と飲食物が結合してつくられるエネルギーを「宗気《そうき》」といいます。

自然からエネルギーを得られるのは、人間のからだだけでなく、宇宙全体そのものが気で構成されているからです。これが、東洋医学の根源となる考え方です。

見えないものは、なかなか信じられないものです。

しかし、気は、人間のからだの中を、たしかに流れています。腕のチェックで痛みを感じたのは、その気の変化によって引き起こされた現象のひとつなのです。

気の流れるコースは決まっている

からだの中を流れる気は、無秩序に流れているのではなく、一定の法則のもとに、決められたコースを循環しています。それによって、からだのあらゆる器官を正常に動かし続けています。

この気の流れるコースを、「経絡《けいらく》」といいます。

わたしは、いつも、この経絡を電車にたとえて説明するようにしています。

気というエネルギーを電車の乗客だとすると、経絡は線路。そして、電車に本線と支線があるように、経絡にもメインとなる路線とローカル路線があります。

経絡の主要路線は、からだの右側、左側にそれぞれ12本ずつあります。

具体的に紹介すると、肺経、大腸経、胃経、脾経、心経、小腸経、膀胱経、腎経、心包《しんぽう》経、三焦《さんしょう》経、胆経、肝経。

路線名を見るとなんとなく想像がつくと思いますが、肺経なら肺、大腸経なら大腸という臓器を通るルートになります。**この主要路線のことを「経脈《けいみゃく》」といいます。**

ローカル路線は、エネルギーがからだのすみずみにまで届けられるように、その主要路線からさらに手足の先や顔面といった末端に張りめぐらされています。このロー**カル路線のことを「絡脈《けいみゃく》」といいます。**

要するに経絡とは、経脈と絡脈からとった言葉なのです。

からだの中には、左右合わせて24本ある主要路線と、そこから枝分かれするローカル路線が張りめぐらされています。しかも、各路線はからだのどこかでつながっていて、**全体で見ると1本のルートになります。**

つまり、どこかでトラブルが起きると、その影響は全体におよぶということです。電車通勤されている方ならわかると思いますが、ほかの路線の事故で自分が乗ろうとしている路線の電車に影響が出ることがありますよね。全体が1本でつながっているとはそういうことです。

東洋医学が、胃腸が悪くてもからだ全体を診るのは、経絡が1本でつながっているからなのです。

気が出入りする場所が「ツボ」

電車の各路線には、乗客が乗り降りする駅があります。

それにあたるのが、「ツボ」です。

専門用語を使うなら「経穴《けいけつ》」。ツボも駅と同じように、ここで気の出し入れをしています。**ツボ押しで健康になるのは、ツボからエネルギーを送り込むことができるからなのです。**


ツボは、主要路線にも、ローカル路線にもあります。

その数は、**ＷＨＯ（世界保健機関）が認定しているだけで３６１個。**おそらく実際は、数えきれないほどあるはずです。

この３６１個のツボは「正穴《せいけつ》」といわれ、治療効果の高いツボとされています。

電車の路線には、急行が停まる駅と各駅停車しか停まらない駅がありますが、正穴は急行が停車する駅だと考えるとわかりやすいかもしれません。それだけ、エネルギーが大きく動くところでもあります。

電車でトラブルが発生すると、急行が停まる主要な駅は、二次災害が起きるのではないかと思うくらい混雑しますよね。正穴は、それだけ重要なポイントなのです。

正穴があるのは主要路線だけではありません。

経絡には、12本の主要路線と比べても劣らない重要なローカル路線があります。それは、**からだの中心を通る表側の「任脈《にんみゃく》」と、裏側を通る「督脈《とくみゃく》」**です。ここには、ローカルだからといってあなどれないツボがあります。

さらにいうと、ツボのなかには**奇穴《きけつ》といわれるツボもあります**。

これは、人里離れた線路も通っていない場所にある小さなバス停のようなものです。経絡とはつながっていないため、からだ全体に影響をおよぼすことはありませんが、なぜかここからエネルギーを送り込むと改善する病気があります。

たとえば、左右の眉毛の中間にある印堂《いんどう》という奇穴を刺激すると、鼻炎や頭痛に効果があるといわれます。

からだのすべての器官は経絡でつながる

経絡の主要路線は、その路線名からわかるように、それぞれの臓器を通ります。

東洋医学では、その臓器のことを臓腑《ぞうふ》といいます。

臓腑は、臓と腑に分けられ、肝・心《しん》・脾・肺・腎の五臓と、胆・小腸・胃・大腸・膀胱・三焦の六腑になります。


臓は、エネルギーをつくり、ためておく場所で、腑は、そのエネルギーを吸収する

場所。

親から受け継ぐ先天の気を蓄えておく場所は、おもに腎とされ、腎は「先天の本」といわれます。

気というエネルギーは、見えるものではありませんが、臓腑という目で確認できる場所でつくられ、流れているのです。

五臓と六腑には、お互いにサポートしあう組み合わせがあります。

心と小腸、肺と大腸、脾と胃、肝と胆、腎と膀胱。三焦のペアは、心を包んでいる「心包」になります。これを六臓《ろくぞう》六腑《ろっぷ》といい、経絡の主要路線は、肺経なら肺と大腸を、脾経なら脾と胃を通るルートになります。ちなみに、心包と三焦だけは、からだの中に実体はありません。

この組み合わせは関連性が深く、どちらかの調子が悪くなると、もう片方の調子も悪くなることがよくあります。

気が滞るとからだのあちこちが不調になる

ここまで東洋医学の基本となる考え方について説明してきました。

この段階で覚えておいていただきたいのは、からだの中には「気」というエネルギーが流れているということ、その「気」によって、わたしたちのからだが維持されているということです。

そして、からだの中のあらゆる器官は、「気」が流れる経絡によって、つながっているということです。

ここまでを理解すると、**気になんらかのトラブルが起きると、からだのどこかが不調になる**という仕組みがわかると思います。

それでは、トラブルとはどんなものがあるのか。

ひとつは、エネルギーが不足するトラブルです。

親から受け継いだ先天の気は、歳をとるとともに少なくなってきます。その分を、つねに自然から吸収し補っておく必要があります。

エネルギーが枯渇すると、からだのあらゆる器官のはたらきが鈍くなります。

もうひとつは、エネルギーがうまく流れなくなるトラブルです。

理由はいろいろ考えられますが、最大の原因はストレスでしょう。

気の流れが悪くなると、必要なところに必要なだけのエネルギーが届けられなくなるため、からだのあちこちに異変が起きるようになります。

冒頭で両手の前腕を押してみましたが、これは気の流れが滞っていないかを診断するものです。

痛みを感じた人は、気の流れが悪くなっているということで、東洋医学では「不通則痛」といいます。痛みを感じた場所は、まさに気が滞っているところ。そのままにしておくと、やがてからだのどこかに症状が現れ、どんどん悪化していくことになります。

この**気の滞りを解消するのが、「腕もみ」健康法**です。

気の流れをよくすることで、胃腸だけでなく、からだ全体の機能を改善します。

経絡とツボをまとめて刺激して気の流れをよくする

気の滞りを解消すると健康になります。

その方法として、もっとも知られているのはツボ治療です。

指でツボを押す方法、専用の細い鍼《はり》をツボに刺す方法、もぐさに火をつけてツボを温める方法など、それぞれやり方は異なりますが、目的はツボを刺激して気の流れをよくすることです。

ツボ治療に関しては、ツボに関する書籍が数多く出版されているので、知っている方も多いのではないでしょうか。自分で刺激することはなくても、鍼灸院でお世話になっている方もいると思います。

ツボは、気の流れが悪くなるとすぐに反応する場所で、また、気の出入り口でもあるので、そこを刺激すると効果が出やすいのはたしかです。

ただし、**ツボ治療で効果を得るには、「ツボを正確に刺激する」という条件が付きます**。つまり、ピンポイントでツボを刺激できないと効果は得られないということです。

何回ツボを押しても効果がないとか、鍼灸院に行ったけど痛いだけで症状が改善しなかったという人は、正確にツボを刺激できていない可能性があります。

ツボの位置を正確に特定するのは難しいものです。**みなさんのからだが個々に違うように、ツボの場所も微妙に異なります。**しかも、気はつねに動いているので、その動きによってもツボの位置が変わります。書籍やインターネットで紹介されているツボの位置は、あくまで目安。わたしたち専門家でも、その目安から、さらに手探りでツボを探しています。

そこで、**「腕もみ」健康法を考案し、経絡とツボをまとめて刺激する**ことにしました。経絡の奥にツボがある、という位置関係を利用する方法です。**ツボに届く刺激なら、気が流れている経絡そのものをほぐすこともできるし、ツボもほぐすことができます。**これなら、誰でも気の滞りを解消できます。

腕には重要な経絡が通っている

ここで、再び疑問を抱く人がいると思います。

経絡はからだ全体を通っているのに、どうして腕をターゲットにするのか？

その理由は、まず、腕には重要な経絡が通っているからです。

12本あるエネルギーの主要路線である経脈は、からだの中心線から少しずれて、ほぼ縦に伸びています。その12本は、大きく腕を通るルートと足を通るルートに分けられます。

腕を通るのが、肺経、大腸経、心経、小腸経、心包経、三焦経。

足を通るのが、胃経、脾経、膀胱経、腎経、胆経、肝経。

胃腸に関連する経脈は、胆経と肝経をのぞく10本の経脈。つまり、6本すべてが該当する腕の経脈を刺激するほうが効果的ということです。

腕を走る経脈

前面

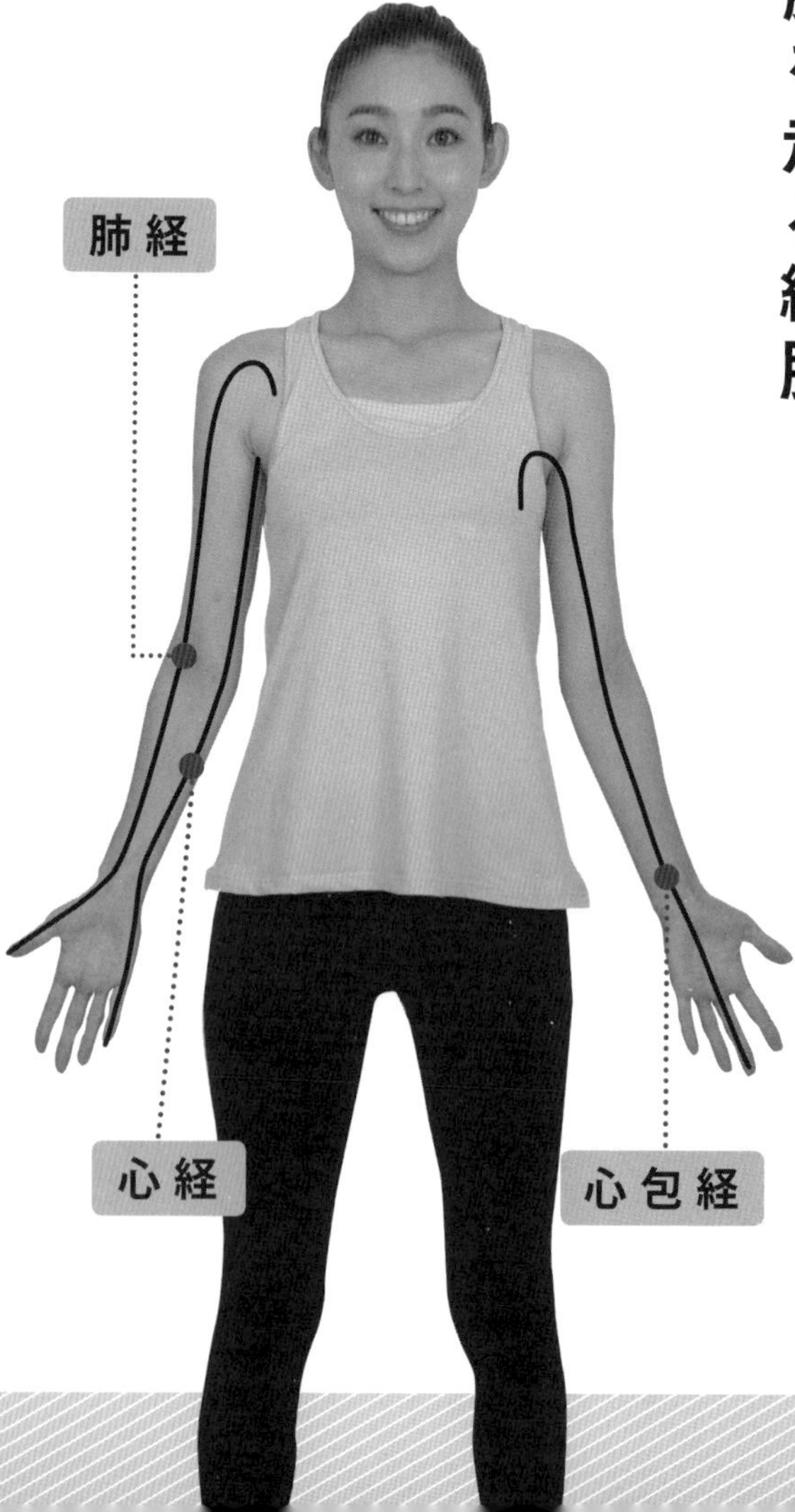

後面

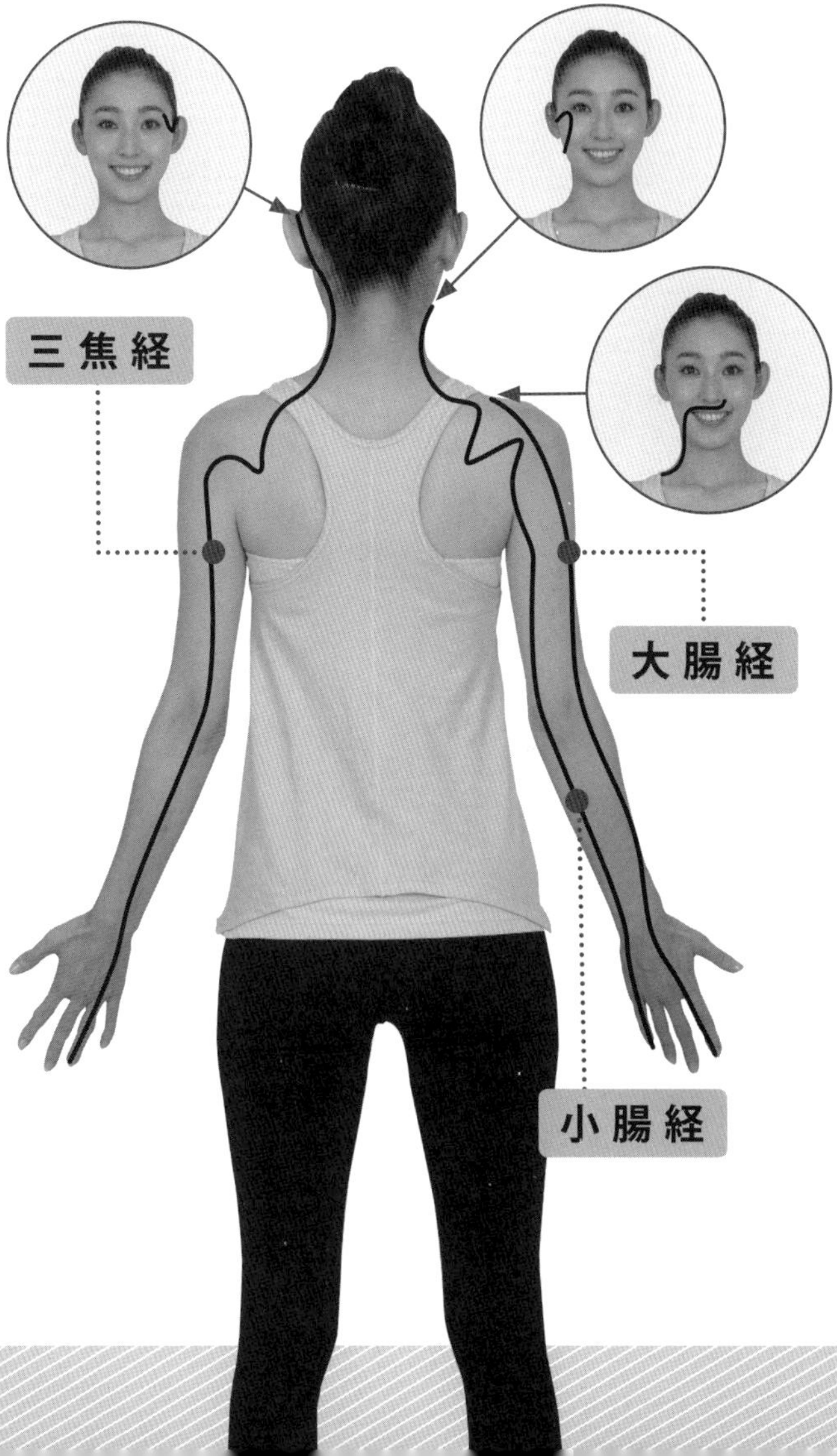

腕を通る経脈を簡単に紹介すると、次のようなルートになります。

肺経は、肩の近くにあるツボからはじまり、腕の前面の外側を通って、親指のつめのつけ根にあるツボで終わります。

大腸経は、人差し指にあるツボからはじまり、腕の後面の外側を通って顔に入り、鼻の横にあるツボで終わります。

心経は、わきの下にあるツボからはじまり、腕の前面の内側を通って、小指の先にあるツボで終わります。

小腸経は、小指の先のツボからはじまり、腕の後面の内側を上り、肩甲骨を経て顔に入り、耳にあるツボで終わります。

心包経は、胸にあるツボからはじまり、腕の前面の中央を通って手のひらに入り、中指の先端のツボで終わります。

三焦経は、くすり指の先端にあるツボからはじまり、腕の後面の中央を上り、さらに首を上って、耳を囲むように通り、眉毛のふちにあるツボで終わります。

「腕もみ」健康法なら、この腕を通る6つのルートをまとめて刺激することができます。

腕には重要なツボが集まっている

腕をターゲットにするもうひとつの理由は、**腕を通る経脈の奥には、胃腸をはじめとするからだの不調を改善する重要なツボが集まっている**からです。

代表的なツボを紹介しましょう。

肺経には、肘を曲げたときにできるしわのあたりに、せき、痰、ぜんそくなど呼吸器全般に効く「尺沢《しゃくたく》」というツボがあります。

尺沢は、肺の気の流れを調整することで息切れなどを改善する効果もあります。

大腸経には、肘を曲げたときにできるしわの外側から少し手首寄りに、腕の疲労を回復したり、腕にある神経痛やしびれに効く「手三里《てさんり》」というツボがあります。

また、肘を曲げたときにできるしわの外側には、皮膚の状態を改善する「曲池《きょくち》」というツボもあります。

曲池は興奮状態を鎮める効果があり、間接的に高血圧を改善することになります。

心経には、手のひら側の手首のしわの小指側に、腸の動きを活発にする「神門《しんもん》」というツボがあります。

神門は、便秘を解消するツボとしても知られています。

心包経には、手のひら側の手首のしわから少し肘寄りの位置に、胃腸の調子を整える「内関《ないかん》」というツボがあります。

内関には、イライラを解消する効果もあります。

手のひら側の前腕の真ん中あたりにある「郄門《げきもん》」というツボには、心身をリラック

腕にある主なツボ

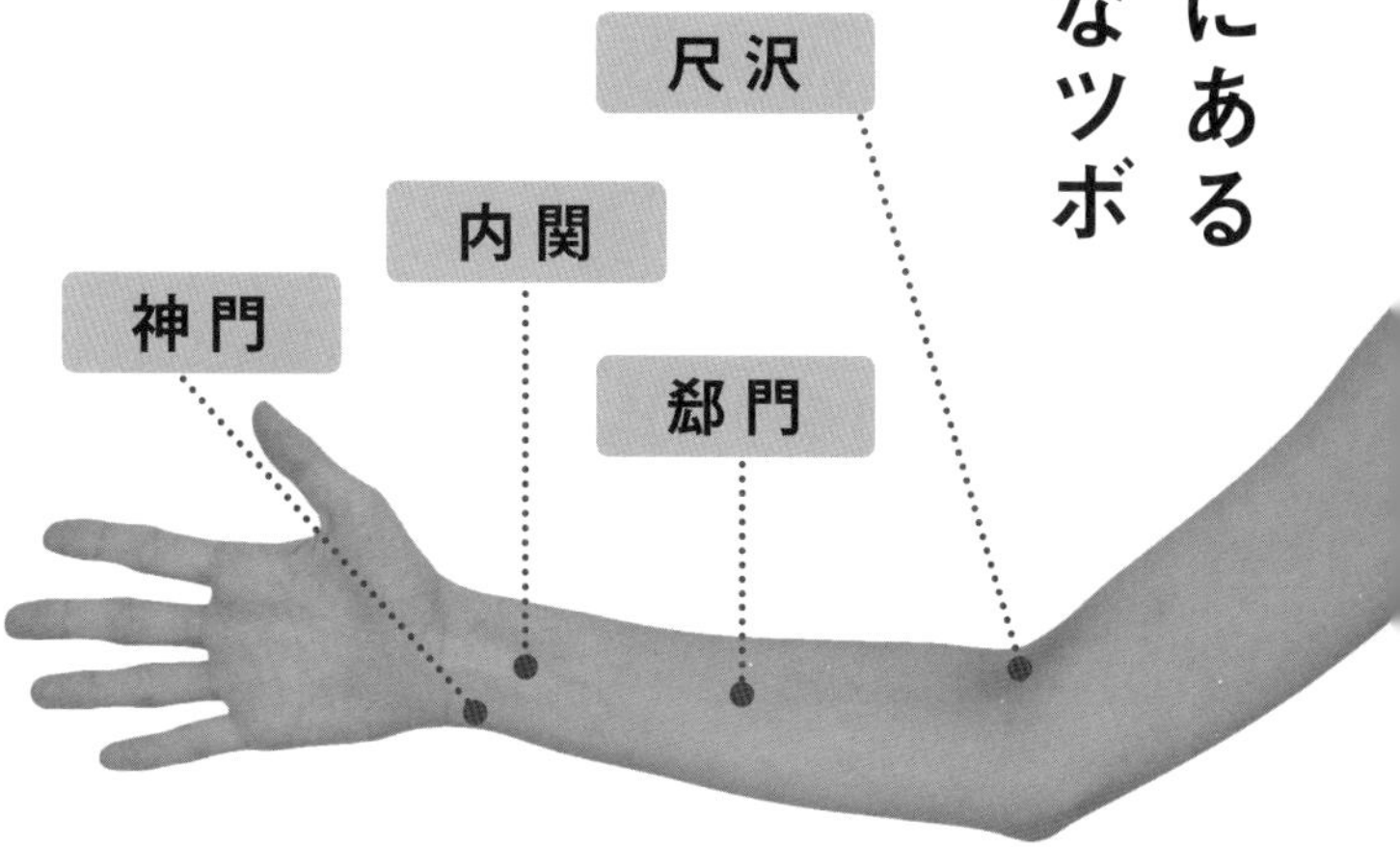

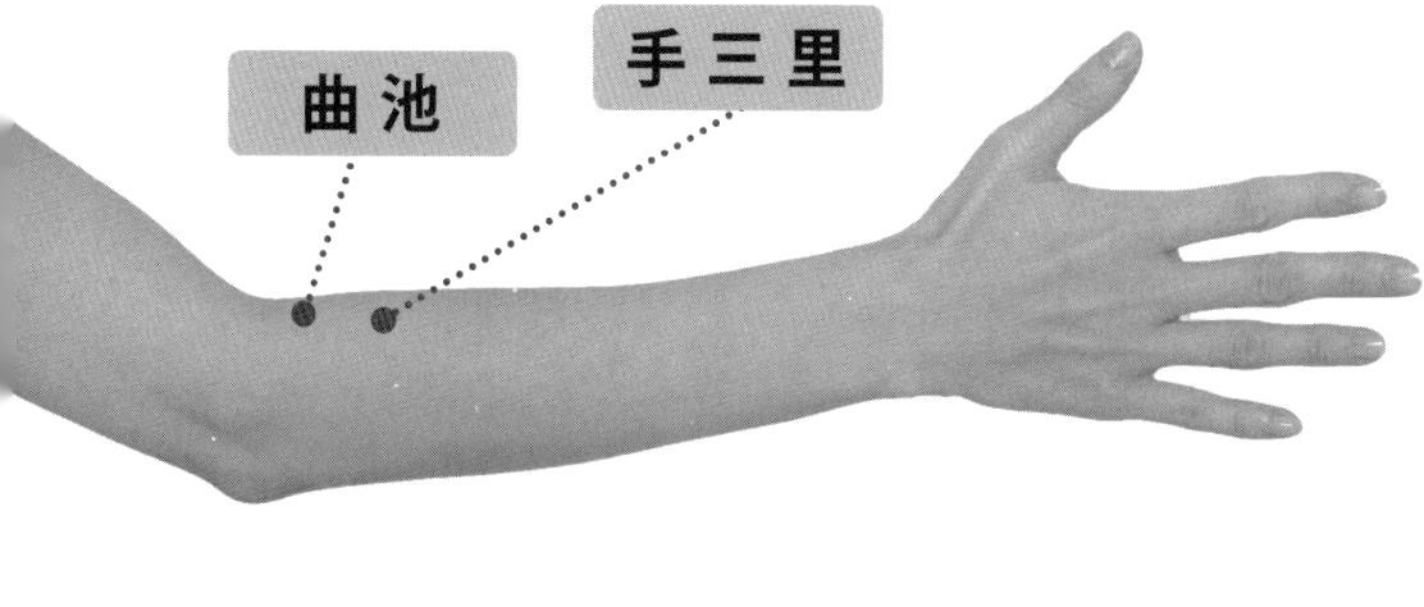

スさせる効果があります。

このほかにも、6本の経脈に沿って点在するツボはたくさんあります。**「腕もみ」健康法は、これらのツボと経絡をまとめて刺激します。**

気の流れを悪くするパソコンやスマホ

腕をターゲットにする理由はほかにもあります。

それは、現代人のライフスタイルが、腕を酷使することが多くなったからです。**腕を使いすぎて疲労が残ると、腕を通る経絡のはたらきが鈍ります。**気はからだ全体を循環しているため、どこかが滞れば、たちまち流れが悪くなります。

電車の路線で、どこかの駅でトラブルが起きると、たちまち路線全体が徐行運転になるようなものです。

腕を酷使するようになったのは、ひとつはパソコン作業が増えたことです。仕事の内容にもよりますが、長時間パソコン作業が続く人は多いと思います。

もうひとつは、スマートフォン（スマホ）の普及です。

子どもから大人まで、スマホをいっときも手離せない人が増えています。朝から夜まで、仕事以外のときは、スマホでゲームかメール。電車の車内を見るとわかりますが、一車両の全乗客がスマホを操作していることさえあります。

気づいていないでしょうが、それだけで気の流れは悪くなっています。なかには、腱鞘炎のような症状が現れている人も見受けられます。

手あてしやすいのは、「ふくらはぎ」より「腕」

どうして腕なのか？
その理由は、腕には重要な経脈が何本もあり、その経脈にそって重要なツボが点在しているからです。そして現代人の生活が、腕に疲労が残るライフスタイルに変わってきているからです。

そして、腕をターゲットにする最大の理由は、手あてしやすい場所は、腕だからです。

気の流れが悪くなるのが病の原因だとすると、胃腸であっても、心臓であっても、気の流れがよくなると症状は改善します。
手あてする場所となると、滞りやすいところ、要するにツボがあるところです。そうなると、ツボはからだ全体にあるので、どこでもいいことになります。

経絡の主要路線を考えるなら、腕でも足でもいいということです。


しかし、**手あての道具は「自分の手」**。

つまり、手を使って手あてするのですから、足の裏やふくらはぎといった手から遠い場所を、あえて手あてすることもないと思います。

すぐ近くにある、腕を手あてすればいいと思いませんか。


右手で左腕を手あてする。

左手で右腕を手あてする。


これで、気の流れはよくなります。

それが、わたしがおすすめする「腕もみ」健康法です。

腕を手あてする理由を、最後にもうひとつだけあげると、**腕のほうが胃腸をはじめ**

とする臓器に近いからです。

気の流れがよくなると、からだ全体の機能がよくなりますが、近いほうが、より早く効果を得られます。

第2章では、「腕もみ」健康法のやり方を、具体的に解説していくことにします。

第2章

実践！
胃腸が元気になる
「腕もみ」健康法

「腕もみ」は、いつでも、どこでもできる

世の中には、からだの不調を改善する健康法がたくさんあります。

どれも効果を期待できるすぐれた方法だと思いますが、なかなか続けられないのが現実。継続すると効果が現れることはわかっていても、数週間、早い人は数日で、せっかくの健康法が頓挫してしまいます。


どうして継続するのが難しいのでしょうか？

それは、場所や時間を選ばなければならないからです。

器具や道具を使う健康法だと場所を探さなければならないし、まとまった時間を要する健康法なら、1日のどこかにそれを実践する時間をつくる必要があります。

ただでさえ忙しい人たちにとって、場所と時間を選ぶのは容易ではありません。

しかし、「腕もみ」健康法ならいつでも、どこでもできます。**自宅でも、オフィスでも、移動中の電車でも、飛行機でも、ちょっと時間が空いたら、すぐにできます。**テレビを観ながら、DVDで映画を観ながら、音楽を聴きながらと、ながらでもできます。

しかも、**所要時間は1日1分。**

どんなに忙しい人でも、1日に1分なら、なんとかつくれると思います。その1分で胃の痛みやむかつきがおさまるなら、積極的につくるはずです。

自分の好きな場所で、好きな時間にできる。

これが、「腕もみ」健康法の最大のメリット。これなら、誰でも続けられるはずです。

さらにいうと、「腕もみ」もほかの健康法と同じように毎日続けるほうがいいのですが、1日忘れたからといって、効果が半減するわけではありません。

忘れたら、また今日からはじめる。それくらいのスタンスで続けてください。

気づいたら、いつの間にか、「腕もみ」が習慣になります。

薬を使わないから副作用はない

欧米を中心に、東洋医学が世界的に広まってきています。

その理由は、有効性が科学的に立証されてきたことと、治療法の安全性にあります。とくに、道具を使わない治療法は世界各地から高く評価されています。

どんな薬にも副作用というリスクがあります。

医師から処方される薬だけでなく、市販されている薬にも、服用時の注意点が細かく書かれています。それは、服用を間違えると健康を害する危険があるからです。

その点、「腕もみ」健康法に副作用はありません。

治療に使うのは、自分の手。

道具を使うことによる事故の危険もありません。自分の手による治療ですから、当然、自分で加減することもできます。痛すぎるときは、力を抜けばいいだけです。痛みを我慢することはありません。

治療頻度も調整できます。

「腕もみ」の基本は1日1回1分。物足りなければ3分でも5分でも続けていいし、1日に何回行ってもかまいません。やりすぎて体調が悪くなることはないので安心してください。

ただし、1日にまとめて長時間やるよりも、短時間でいいので毎日続けるほうが、からだ全体の治癒力を高めるという意味では効果があります。

というのは、気はつねに動くものだし、ストレスは毎日かかるものだからです。
からだに変化が起きたときに、気の流れが悪くならないように手あてしておく。
これが健康を維持する基本。
だからこそ、「腕もみ」健康法は、毎日できるように1日1分なのです。

イタ気持ちいいなら、効いている

自分で加減しながらできる「腕もみ」は、効いているかどうかを確認しながらできる健康法でもあります。

効いているかどうかの目安は、「イタ気持ちいい」。

痛すぎるのはまだいいとして、まったく痛くない刺激は、どれだけ長時間腕もみしても効果を期待できません。それどころか、効果が出ないことで、「腕もみ」そのものをやめてしまうことにつながってしまいます。

まず、**「ちょっと痛いかなあ」**と感じるくらいからはじめてください。

そこから徐々に力を入れて、**「痛いなあ」**と感じるくらいになったら、あとひと押し。もちろん最初は、**「痛すぎる」**でしょうが、慣れてくると**「イタ気持ちいい」**感覚になります。

毎日、「腕もみ」を続けると、その「イタ気持ちいい」でさえ、物足りなくなるときもあります。そうなったら、少しだけ刺激を強くしましょう。

そのレベルまで継続できると、自分のからだの変化を自覚できるくらいまで、腕もみ効果が現れてきているはずです。

自分のからだのことは自分がいちばんわかります。

痛い、痛くない、効いている、効いてない。

いちばんわかるのは、わたしのような専門家ではなく、みなさん自身です。専門家は、それを自分の手で感じとっているだけ。だから、**手を使った治療法の場合、自分にとって最高の医師になれるのは、自分自身なのです。**

それを実践するのが、「腕もみ」健康法です。

自分のからだとコミュニケーションをとりながら、じっくり治療できる「腕もみ」だからこそ、**あなただけのオーダーメイドの健康法**になり得るのです。

肘を使って前腕全体を刺激する

「腕もみ」は、腕の経絡《けいらく》を刺激する健康法です。経絡だけでなく、その奥にあるツボもまとめて刺激します。これなら、ツボの位置がハッキリわからなくても、ツボを刺激できます。

問題は、ツボに届く刺激を与えられるかどうか。体感なら、「イタ気持ちいい」ということです。

そこで、わたしが考えたのが、「肘圧法」という肘で押す方法です。**片方の前腕を、もう片方の肘で押し込むことで刺激を与えます。**

肘を使うと、体重をかけやすく、長く強く押せるため、刺激を深く浸透させられます。深く長くは、推拿《すいな》療法の重要なポイント。押されてる側に力が浸透しなければ、効果は半減するし、逆に、浸透すればするほど、非常に高い効果が得られます。

また、**肘を使うと、指で押すのと比べると、広範囲に経絡を刺激できます。**

つまり、第1章で腕を通る経絡を紹介しましたが、前腕の前面を通る心包《しんぽう》経や肺経、心経だけでなく、後面を通る小腸経や三焦経《さんしょう》、大腸経も刺激できるということです。

さらにいえば、その経絡の奥にあるすべてのツボも刺激できます。

肘を使うことで、効率的に経絡とツボを刺激する。
これが「腕もみ」健康法の特徴です。
前腕全体に刺激が伝わるようになると、胃腸だけでなく、あらゆるからだの不調の改善につながります。

ピンポイントでツボを刺激する方法と比べると、時間はかかるかもしれませんが、継続することで、確実に体調はよくなります。それどころか、からだ全体の自然治癒力が高まることで、病気に強いからだを維持できるようになります。

1日1回、右腕をグーッと30秒、左腕をグーッと30秒

それでは、「腕もみ」の基本の動きを解説します。

①イスに座り、両足を肩幅より少し広げ、リラックスします。

この時点ではどこにも力を入れる必要はないので、とにかく全身の力を抜いておくことです。

イスは肘で前腕を押すときにしっかり体重がかけられるように、足の裏が地面につく高さのものに座るか、高さを調整しておきます。ひざが90度に曲がるくらいの高さがベスト。低すぎても体重をかけづらくなるので注意しましょう。

②片方の前腕を、手のひらを上にして、同じ側の太ももの上に乗せます。

このとき前腕の内側が上を向いている状態になります。

これで「腕もみ」の準備は完了です。

「腕もみ」基本の動き

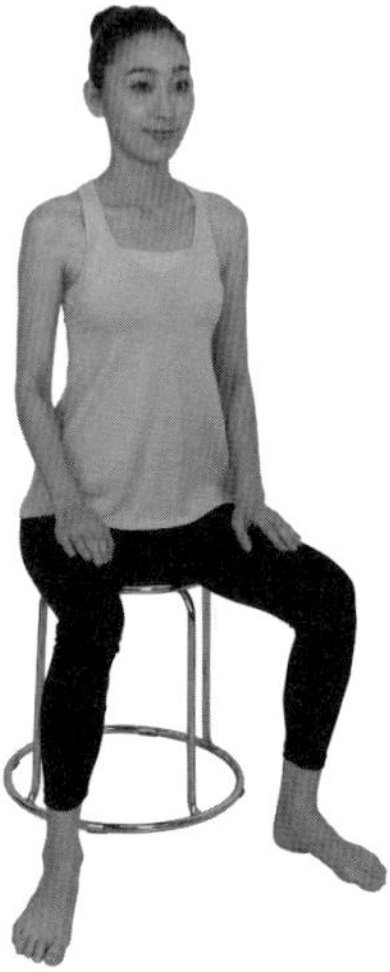

1

両足を肩幅より広めにしてイスに座ります。肩の力を抜いて全身リラックスしましょう。

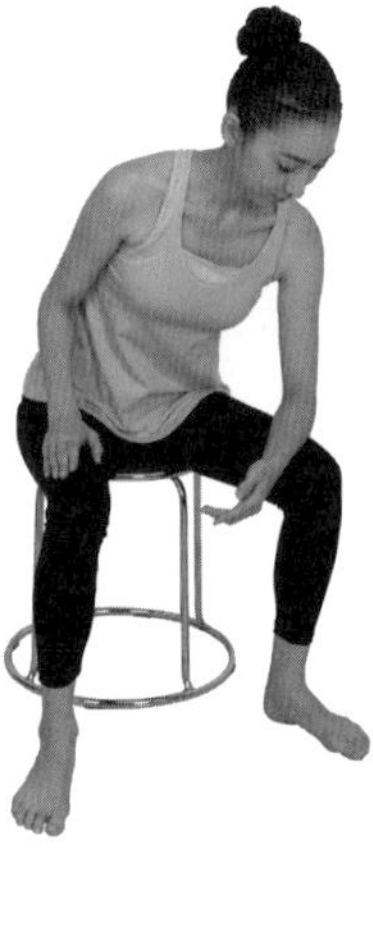

2

片方の手の前腕を、同じ側の足の太ももの上に、手のひらを上にして乗せます。

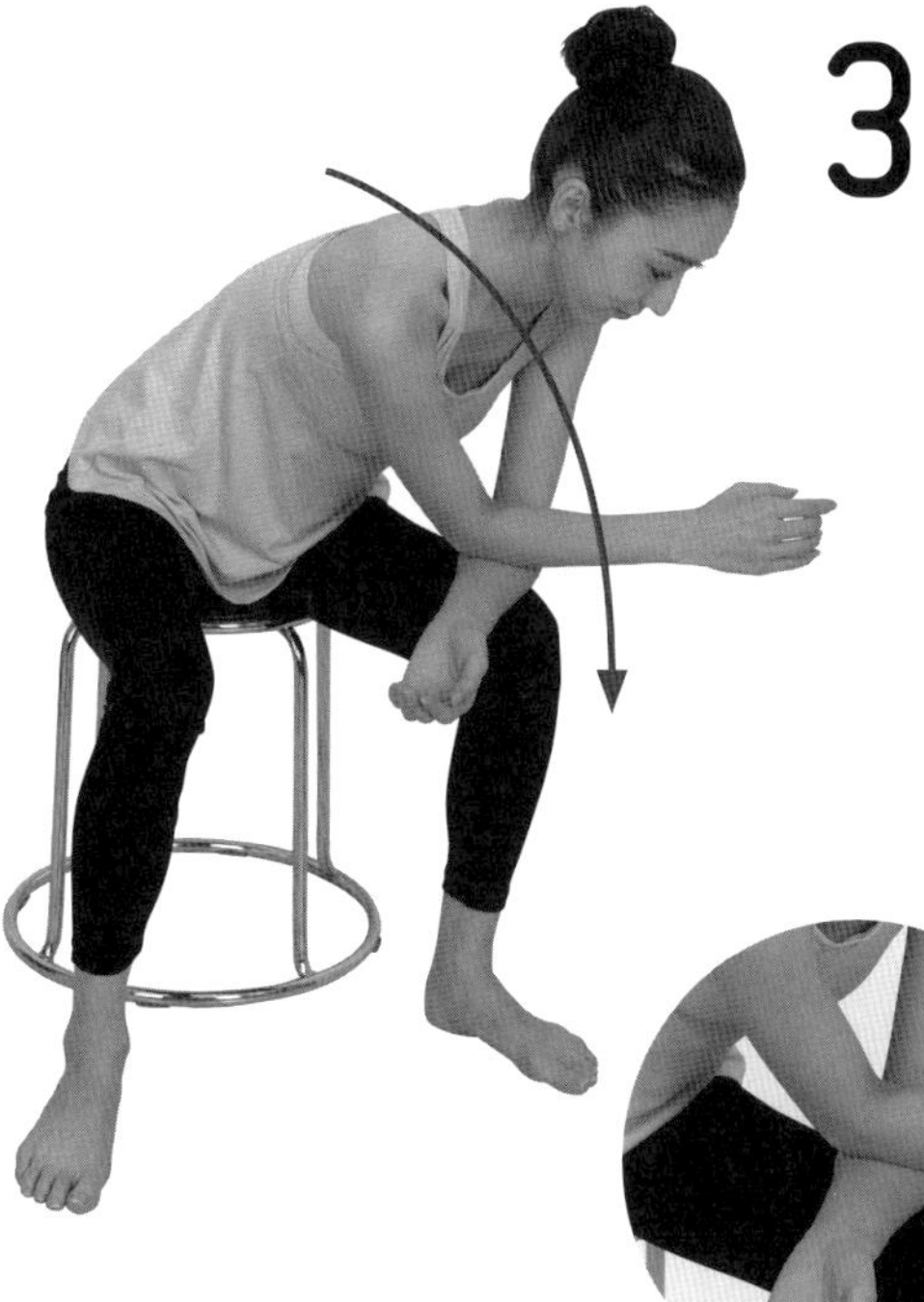

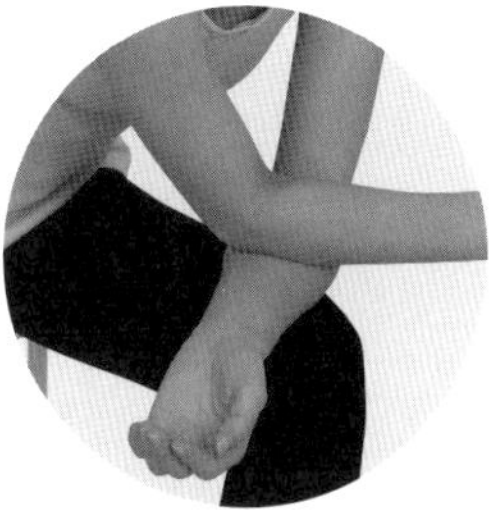

もう片方の手の肘で、太ももの上に乗せた前腕を体重をかけてグーッと押します。押されている腕に刺激が伝わるように、できるだけ深く押し込みましょう。

右腕をグーッと30秒、左腕をグーッと30秒

1 右腕を左腕で
30秒間押しほぐします。

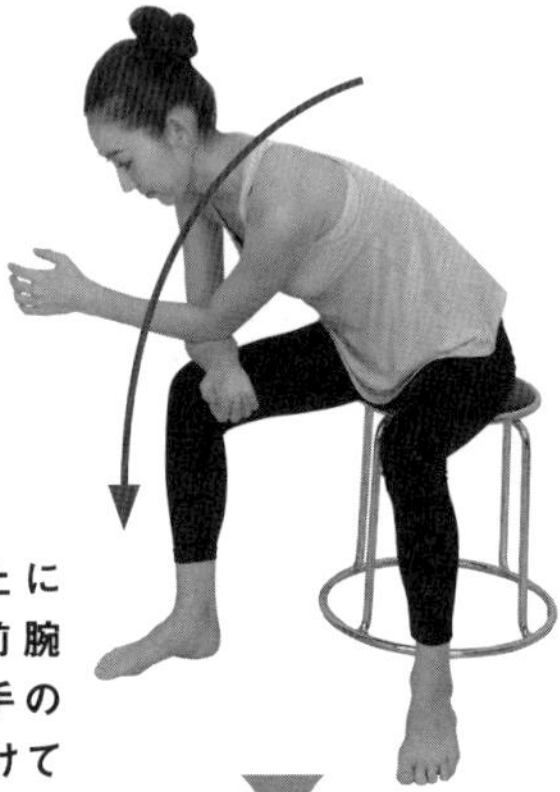

右の太ももの上に乗せた右手の前腕の肘寄りを、左手の肘で、体重をかけてグーッと5秒程度押します。

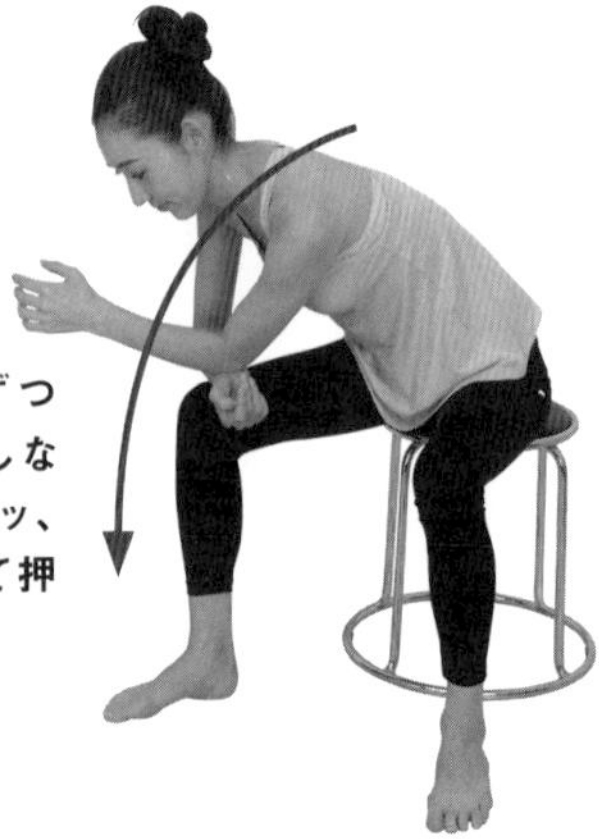

押す位置を少しずつ指先方向にずらしながら、手首までグーッ、グーッと30秒かけて押していきます。

2 左腕を右腕で 30秒間押しほぐします。

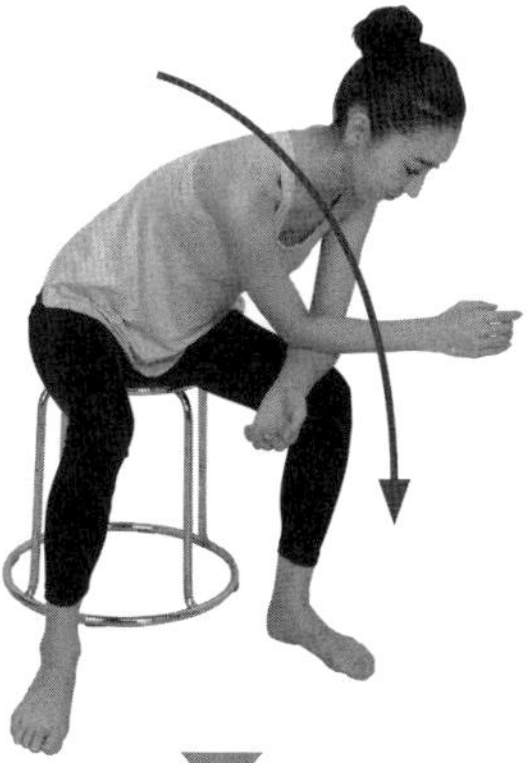

左の太ももの上に乗せた左手の前腕の肘寄りを、右手の肘で、体重をかけてグーッと5秒程度押します。

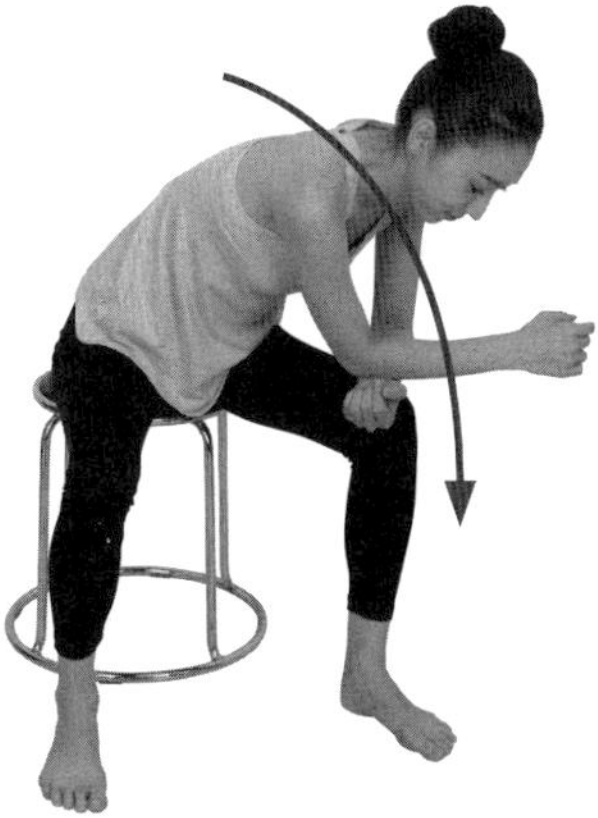

押す位置を少しずつ指先方向にずらしながら、手首までグーッ、グーッと30秒かけて押していきます。

準備ができたら、太ももに乗せた前腕の経絡を刺激します。

③もう片方の手の肘を、太ももに乗せた前腕の上に乗せ、下方向に体重をかけてグーッと5秒くらい押したら、前腕から肘を離します。

最初に肘を置く位置は、肘を曲げたときにできるしわのあたり。そこから少しずつ押す位置を指先側にずらしながら、30秒かけて、手首の近くまで押していきます。

押している間は、押されているほうの手を広げようとしても広げられないくらい強めに押します。それだけの圧をかけると、前腕から肘を離した瞬間に、少なくなっていた血流がサーッと一気に流れ出すのを感じることができます。

30秒かけて右腕を、30秒かけて左腕を刺激したら完了。

所要時間は、左右両腕で1分。

これを1日1回行うのが、「腕もみ」健康法です。回数を増やすのはかまいませんが、それより1回でいいので、毎日続けるようにしましょう。

グーッと体重をかけて30秒

「腕もみ」効果を確実にするために、気をつけることがひとつあります。
それは、体重をしっかりかけて押すことです。

十分に体重がかかっているかどうかの目安は、「イタ気持ちいい」。

肘で前腕を押し込んだときに、この感覚を得られると、経絡の奥にあるツボまで刺激が届きます。逆に、「イタ気持ちいい」まで押し込めないと、ツボどころか、経絡さえも刺激できないことになります。

押されている側の手のひらや指先がしびれた感覚になるか。

これも、体重がかかっているかどうかの目安。手のひらや指先がしびれれば、ツボまで届く刺激が伝わっていると判断できます。

体重をしっかりかける！

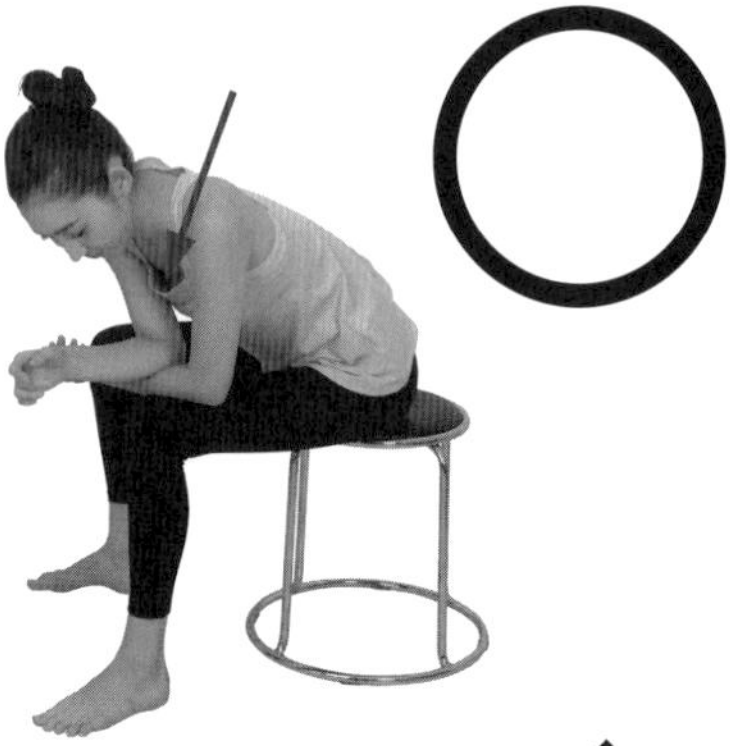

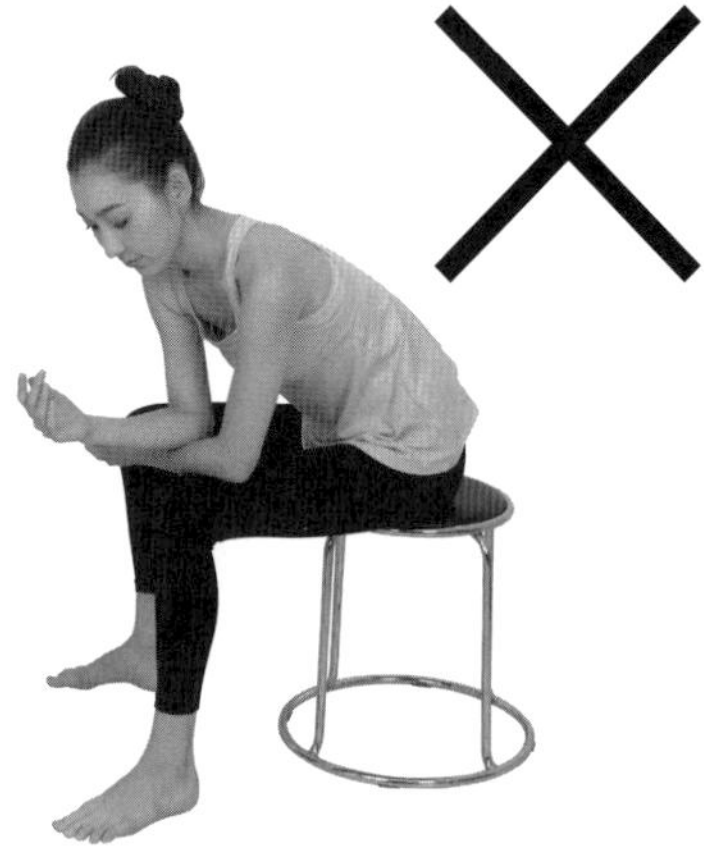

押す側の腕を乗せる程度では経絡に刺激が伝わりません。しっかり体重をかけて押し込むようにしましょう。刺激が十分にあると、押されている側の腕の手のひらや指先がしびれた感覚になります。

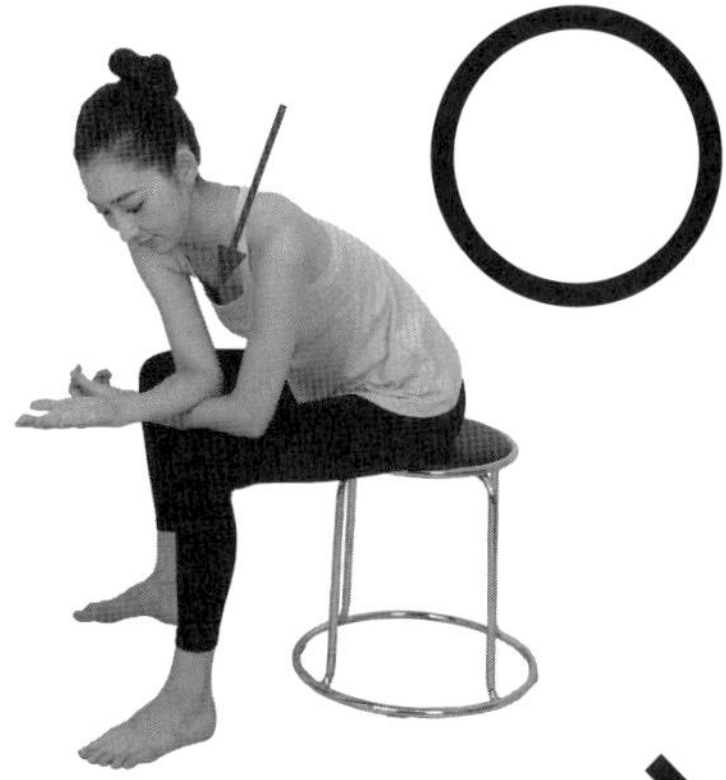

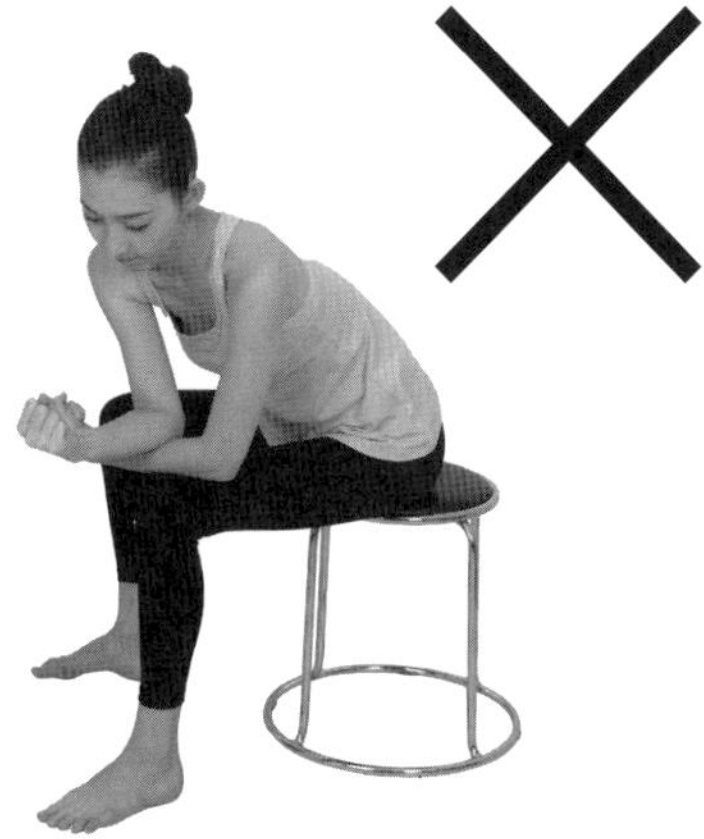

押す側の腕に力が入りすぎると、うまく体重がかかりません。こぶしを強く握らないように気をつけて押し込みましょう。指を広げるくらいのほうが腕の力が抜けて、体重がかかるようになります。

からだの使い方で体重がかかるように工夫するとしたら、**押す側の腕に力を入れすぎないこと**です。腕に力を入れると、体重をかけて押すというより、腕だけで押すことになり、十分な圧をかけられなくなります。
腕の力を抜く方法としては、こぶしを強く握らないようにすること。指を広げておくくらいのほうが、腕の力が抜けて、体重がかかるようになります。

それでも力が入ってしまう方は、肘は乗せるだけにしましょう。前腕の上に肘を乗せ、それから下方向に体重をかける。この2段階の動作にすると、腕の力が抜けて体重がかかりやすくなります。

「腕もみ」健康法は、誰にでもできる簡単な動作だからこそ、確実に効果を出すには、十分な刺激が必要です。それさえできれば、いつでもどこでもできる「腕もみ」ですから、やればやるだけ、からだの調子がよくなります。
それどころか、病気になりづらいからだをつくることができます。

郵 便 は が き

おそれいりますが
52円切手を
お貼りください。

1028641

東京都千代田区平河町2-16-1
平河町森タワー13階

プレジデント社

書籍編集部 行

フリガナ		生年（西暦） 年	
氏　　名		男 ・ 女	歳
住　　所	〒 TEL　　　（　　　）		
メールアドレス			
職業または 学　校　名			

ご記入いただいた個人情報につきましては、アンケート集計、事務連絡や弊社サービスに関するお知らせに利用させていただきます。法令に基づく場合を除き、ご本人の同意を得ることなく他に利用または提供することはありません。個人情報の開示・訂正・削除等についてはお客様相談窓口までお問い合わせください。以上にご同意の上、ご送付ください。

＜お客様相談窓口＞経営企画本部 TEL03-3237-3731

株式会社プレジデント社　個人情報保護管理者　経営企画本部長

この度はご購読ありがとうございます。アンケートにご協力ください。

本のタイトル

●ご購入のきっかけは何ですか?(○をお付けください。複数回答可)

1 タイトル　2 著者　3 内容・テーマ　4 帯のコピー
5 デザイン　6 人の勧め　7 インターネット
8 新聞・雑誌の広告(紙・誌名　　)
9 新聞・雑誌の書評や記事(紙・誌名　　)
10 その他(　　)

●本書を購入した書店をお教えください。

書店名/　　(所在地　　)

●本書のご感想やご意見をお聞かせください。

●最近面白かった本、あるいは座右の一冊があればお教えください。

●今後お読みになりたいテーマや著者など、自由にお書きください。

どうもありがとうございました。

刺激が足りない人はもみほぐす

ここからは、「腕もみ」健康法のオプションバージョンです。

基本タイプを毎日繰り返すだけで、胃腸を元気にするには十分です。しかし、なかには刺激が足りないとか、1分でも長いとか、もっと効果がほしいとかという人もいると思います。そんな人たちのためのオプションです。

最初に紹介するのは、刺激が足りない人のための「腕もみ」オプション。うまく体重をかけても、「イタ気持ちいい」になれない人は、物足りなさで「腕もみ」が続かなくなることがあります。

そんなときは、**肘の先端を使って押しましょう**。

押せる範囲は狭くなりますが、深く強い刺激を与えられます。

押す場所によっては刺激が少なくなる経絡も出てきますが、逆に押した場所にあるツボへの刺激は基本タイプより強くなります。

手のひらを使って、もみほぐすという方法もあります。

手のひらの手首側にある手根《しゅこん》という部分を使って、前腕をもみほぐします。親指側にあるやわらかい部分だと、「イタ気持ちいい」のレベルでもめないので注意してください。

もみほぐすときのコツは、①強く押し、②こねる、という2つの動作を繰り返すことです。パン生地をこねたことがある人なら、この感覚はわかると思います。

もみほぐす方法の場合、1分で終了というわけにはいきません。前腕全体をもみほぐすには、最低3~5分は必要になります。丁寧にほぐすなら、10分くらいかかることもあります。

しかしながら、時間をかけるだけに、基本タイプより高い効果が得られます。

刺激が足りない人のためのオプション「腕もみ」①

肘の先端でグーッと押す！

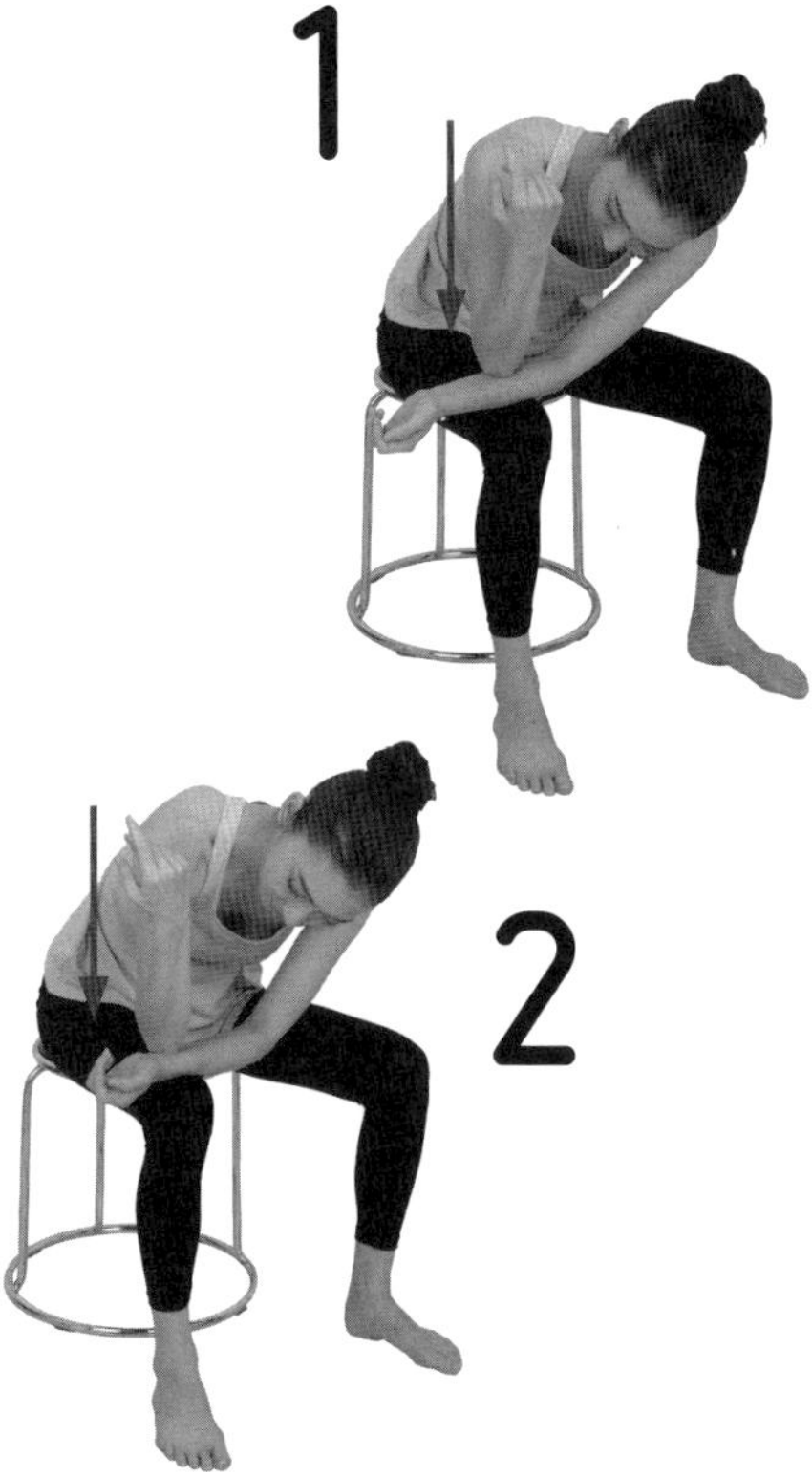

太ももの上に乗せた腕を、もう片方の腕の肘の先端でグーッと5秒程度押します。押す位置を少しずつ指先方向にずらしながら、前腕全体を30秒かけて押していきます。肘の先端で押す場合は、筋肉や腱を痛めないように、真下に押すように心がけましょう。反対側の腕も同様に行います。

刺激が足りない人のためのオプション「腕もみ」②
手のひらを使ってもみほぐす！

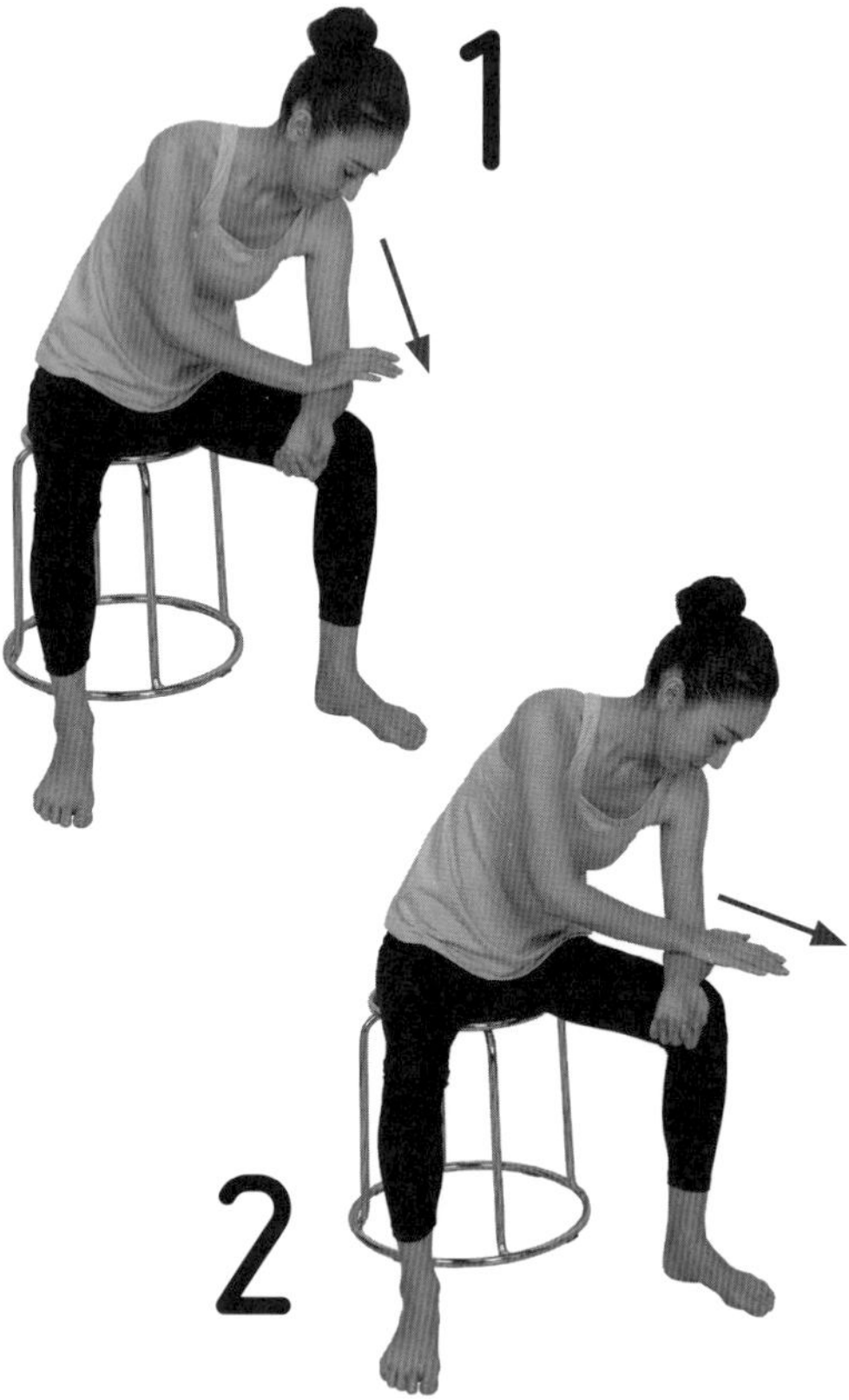

太ももの上に乗せた腕を、もう片方の腕の手のひらで、こねるようにもみほぐします。もむ位置を少しずつ指先方向にずらしながら、前腕全体をもみほぐしていきます。反対側の腕も同様に行います。

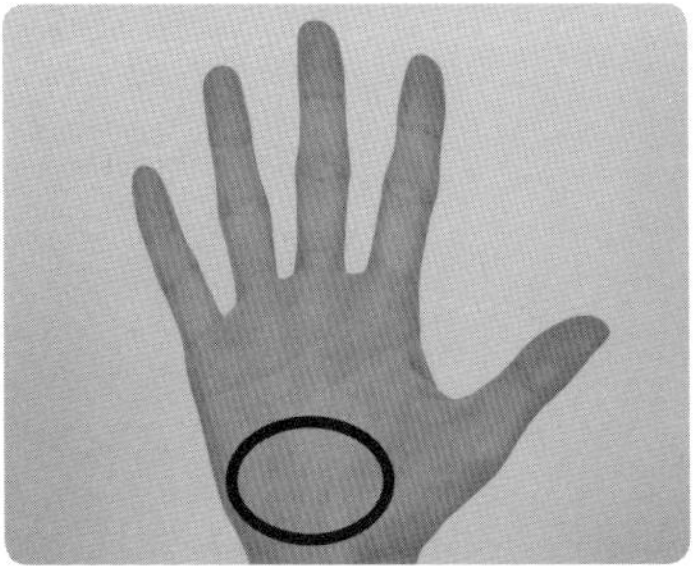

もみほぐすときは、手のひらの手首側にある手根という部分を使います。手のひら中央のやわらかい部分を使うより、より刺激を与えることができます。

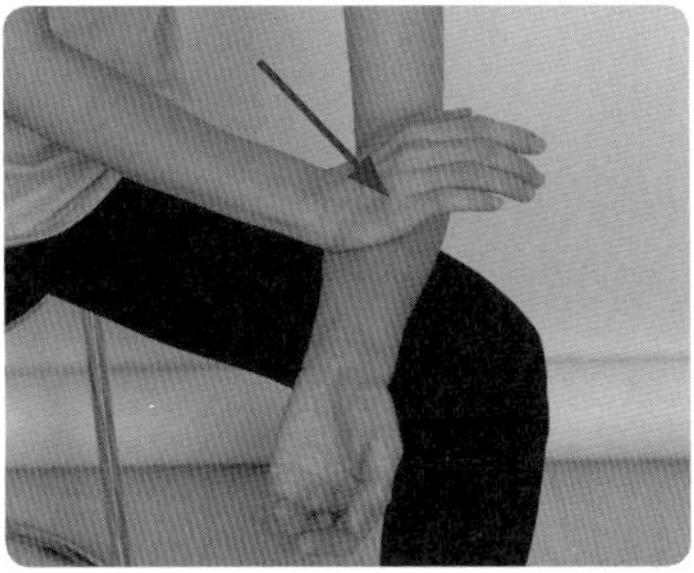

1

もみほぐす場所に手のひらの手根部分をあてて強く押します。

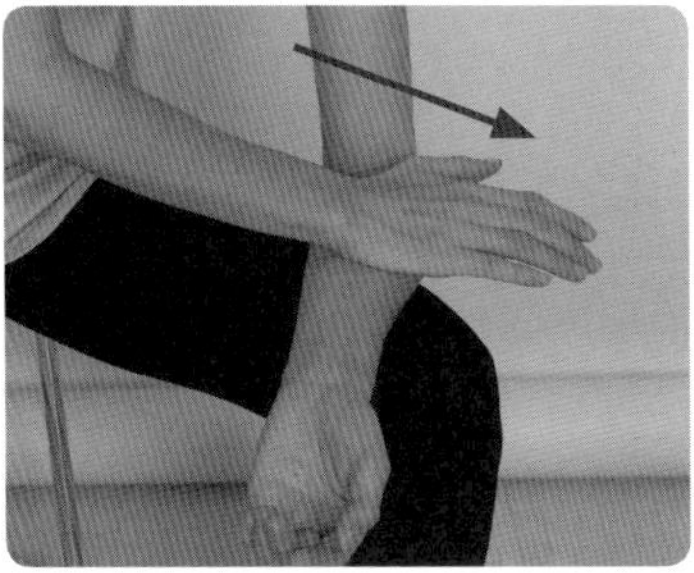

2

強く押しながら、パン生地をこねるようにもみほぐします。押して、こねる。これが、もみほぐしのコツです。

物足りない方のために、オプションをもうひとつ紹介しておきましょう。

前腕をストレッチで伸ばした状態から、こぶしを使って刺激する方法です。

この方法は、ほかと比べると、少しだけ手順が複雑になります。

基本タイプのように座ったら、

①片方の手を、逆側の足の太ももに、指先を手前にしてつきます。

②その状態のまま、少し前に体重をかけます。

そうすると、前腕の内側が伸ばされます。

③伸ばされたままの前腕を、もう片方のこぶしでポンポンたたきます。

肘の近くから手首まで、まんべんなくたたきましょう。ストレッチしているだけでも刺激があるので、たたくことで二重に刺激を与えることができます。

ここで紹介したオプション方法を実践することで、毎日の「腕もみ」にメリハリができます。マンネリにならないためにも、時間があるときに試してみてください。

刺激が足りない人のためのオプション「腕もみ」③

前腕をストレッチしてから、こぶしでポンポンたたく

1

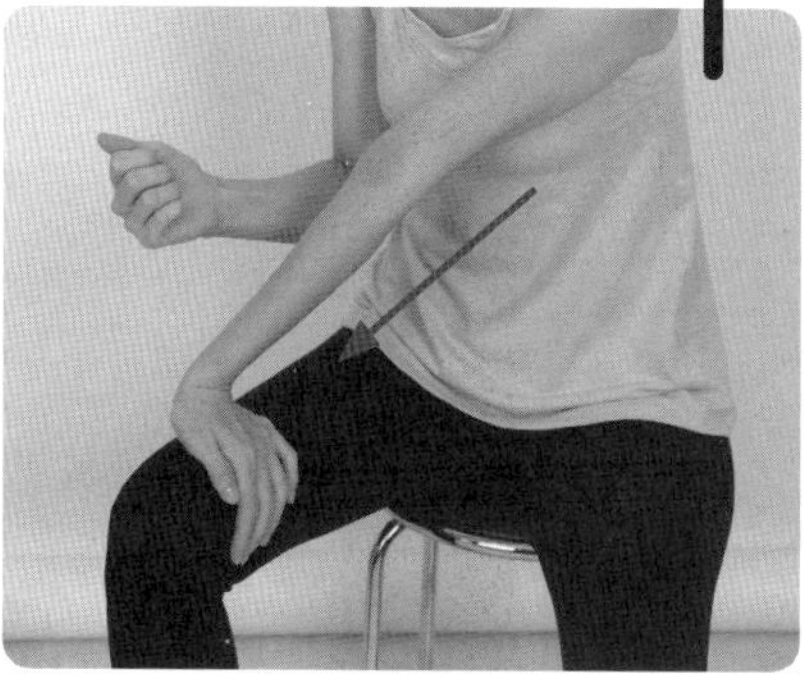

2

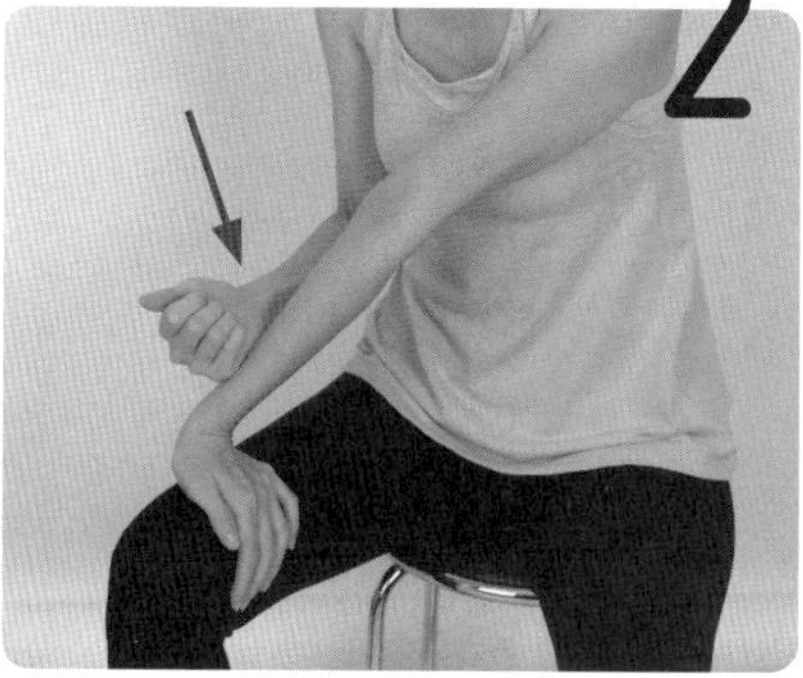

刺激される側の腕を、逆側の足の太ももに、指先を手前にしてついて体重をかけると、前腕が伸ばされた状態になります。そのまま、もう片方のこぶしで前腕をポンポンたたきます。肘寄りから手首まで前腕全体をまんべんなく刺激しましょう。反対側の腕も同様に行います。

忙しい人は、1日30秒の時短「腕もみ」

「1分でも長い」という人も、なかにはいると思います。

どんな健康法をはじめるにしても、新しいことに取り組むときは時間がかかるように感じるものです。実際、忙しすぎて、新しいことに時間を割くのが面倒に思う人もいるでしょう。そんな人たちには、30秒で終了する、時短「腕もみ」があります。

ポイントは、基本タイプより強い刺激にすること。

基本タイプの姿勢から、前腕を押し込むのではなく、強くたたきましょう。

こぶしでたたいても、水の入ったペットボトルでたたいてもかまいません。少し太めの棒などでたたくのも効果があります。

忙しい人のためのオプション「腕もみ」①

15秒間、こぶしでポンポンたたく

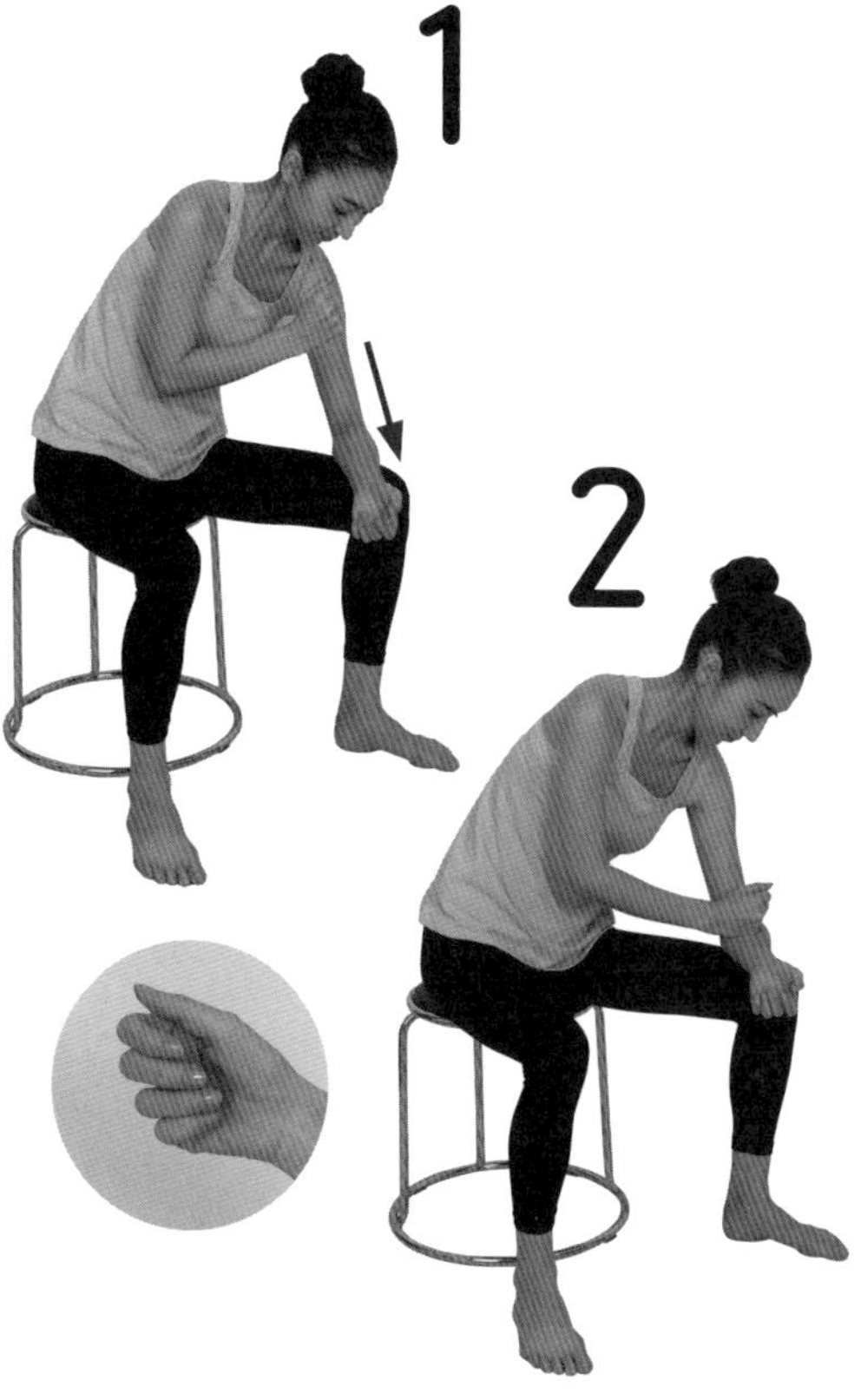

太ももの上に乗せた腕を、もう片方の腕のこぶしでポンポンたたきます。たたく位置を少しずつ指先方向にずらしながら、15秒程度かけて前腕全体をたたきましょう。効果的に刺激を与えるコツは、軽く握ったこぶしを、力を抜いたまま前腕に向けて落とすこと。こぶしの高さを変えることで刺激を調整することもできます。反対側の腕も同様に行います。

忙しい人のためのオプション「腕もみ」②

15秒間、水の入ったペットボトルでポンポンたたく

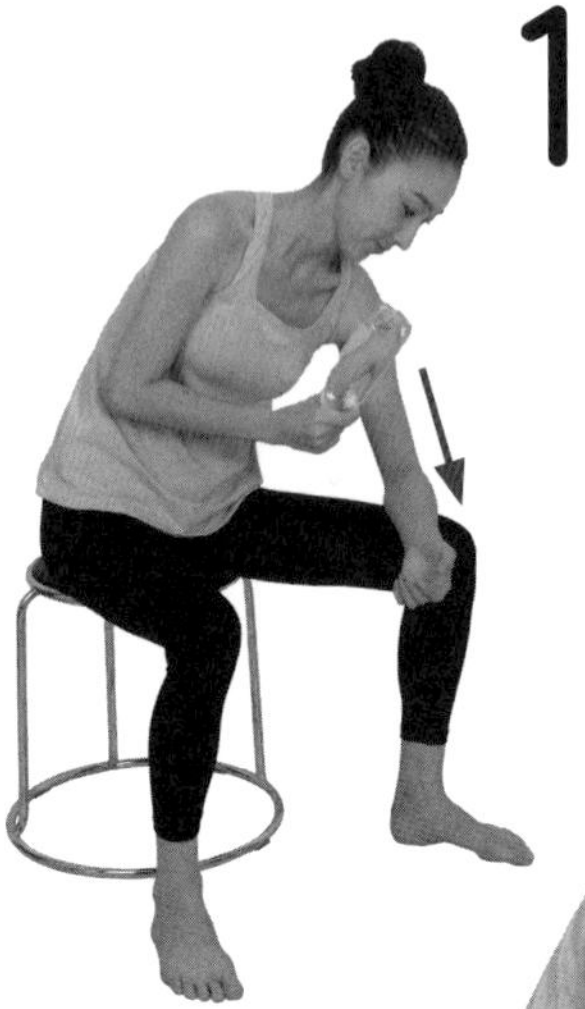
1

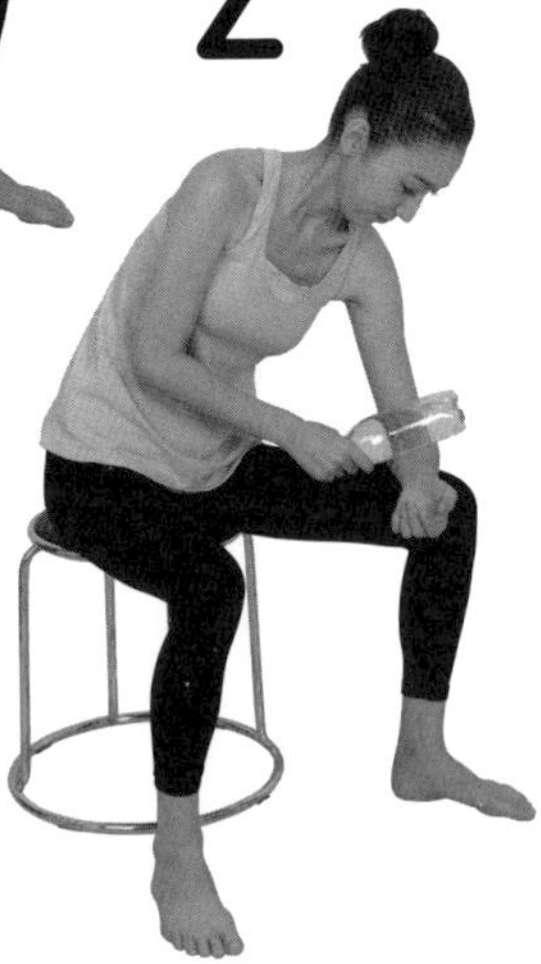
2

太ももの上に乗せた腕を、水をいっぱいに詰めたペットボトルでポンポンたたきます。たたく位置を少しずつ指先方向にずらしながら、15秒程度かけて前腕全体をたたきましょう。こぶしと同じように、ペットボトルを落とす感覚でたたくほうがうまく刺激を与えることができます。ペットボトルの高さを変えることで刺激の調整もできます。反対側の腕も同様に行います。

効果を確実にするために注意することは、こぶしにしても、ペットボトルにしても、重力を利用することです。

力を抜いて、こぶしやペットボトルを前腕に落とす。

この感覚を忘れずに、前腕をポンポンたたいていきましょう。刺激が弱いときは、高い位置から落とすようにすると、刺激が強くなります。

時短タイプなら、片腕15秒、両腕合わせて30秒で「腕もみ」終了です。

時間をかけてほぐせばさらに効果アップ

なかには、「1分で終了しなくてもいい」という人もいると思います。

また、「基本のあとに追加できるものはないか」という人もいます。

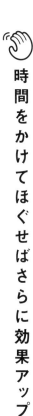

定年退職された人なら、時間的な余裕はたっぷりあるでしょう。

そんな人たちのためのオプションは、時間をかけて前腕をほぐす方法です。

ひとつは、基本タイプの姿勢で、**前腕をさする**方法です。

10分くらいかけて、肘の近くから手首までゆっくりさすってあげます。前腕が温かくなるくらいが目安です。


もうひとつは、**前腕の内側をストレッチする**方法です。手順は、
①胸の前で左右の手のひらを合わせます。
②ストレッチする側の手を、逆側の手のひら半分くらいまで下げます。
③上にあるほうの手で、ストレッチする側に押し込み、10〜15秒キープしたら、元に戻します。片方の手が終わったら、同じようにもう片方の手をストレッチします。
これを3回繰り返します。

基本タイプに、さする、ストレッチするを追加すると、さらに前腕がほぐれます。

時間に余裕がある人のためのオプション「腕もみ」①

時間をかけて前腕をゆっくりさする

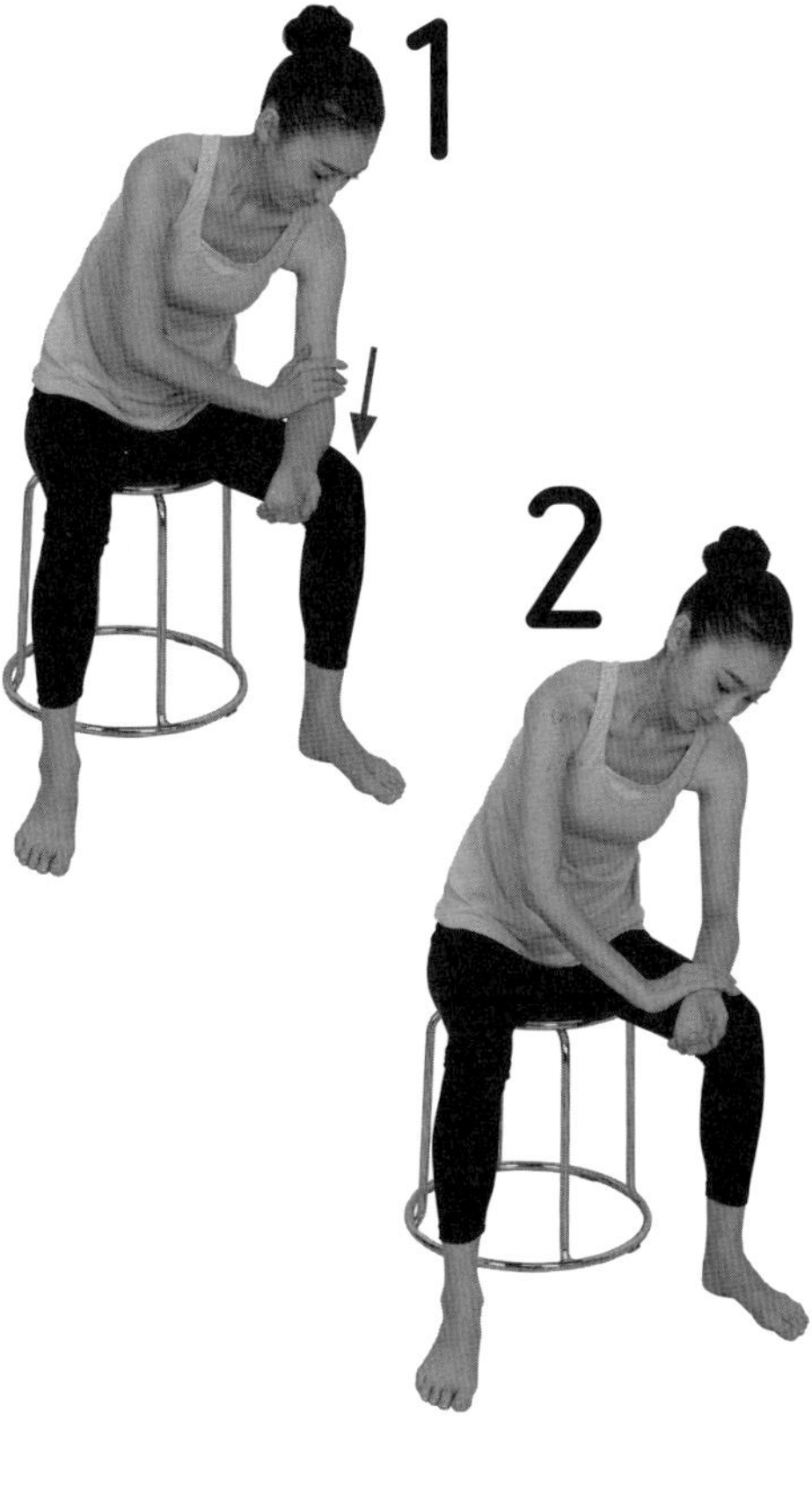

太ももの上に乗せた腕を、もう片方の腕の手のひらで、肘寄りから指先方向に手首までさすります。10分くらい時間をかけて、ゆっくり何度もさすってあげましょう。気の流れがよくなるように意識すると、さらに効果が高くなります。反対側の腕も同様に行います。

時間に余裕がある人のためのオプション「腕もみ」②

左右の前腕をストレッチ！

1

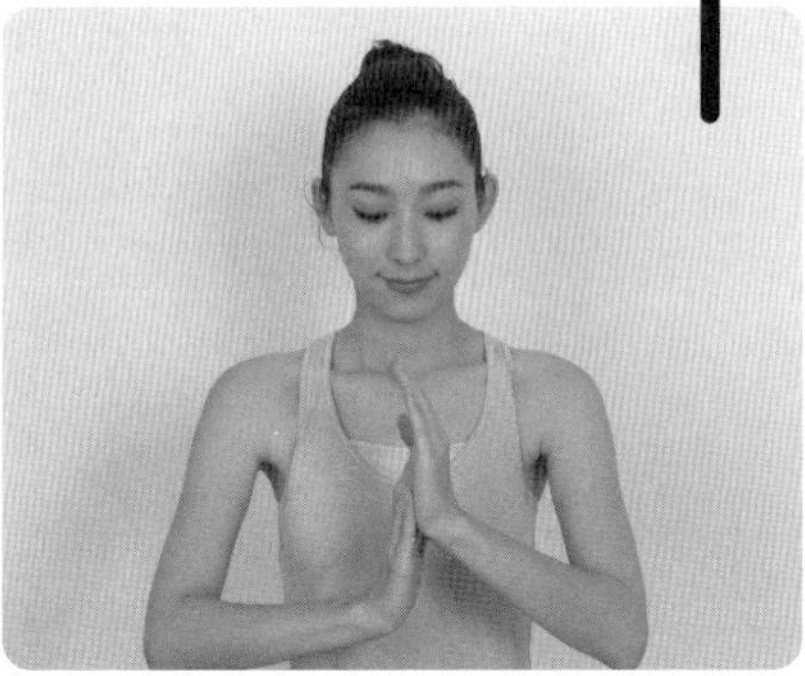

2

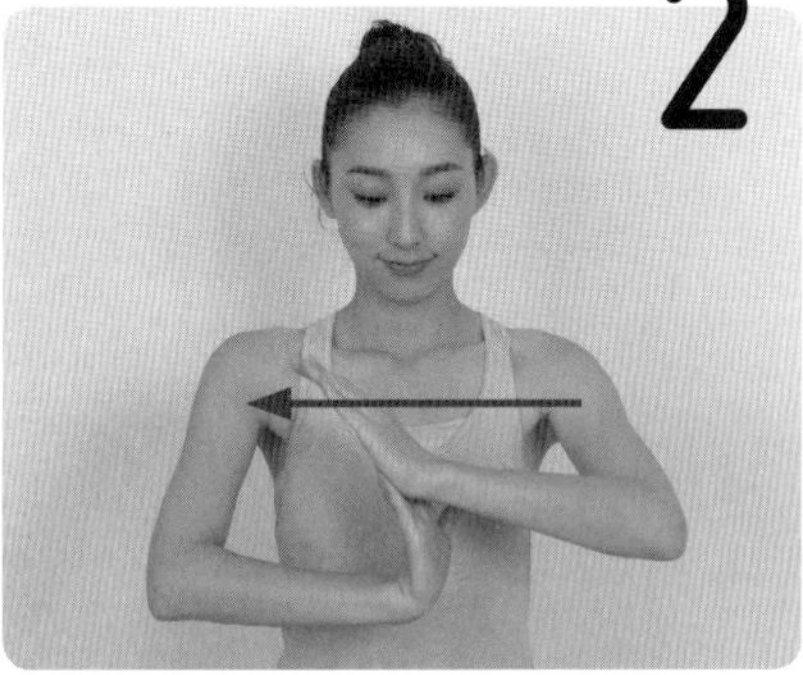

胸の前で手のひらを合わせ、右の手のひらを左の手のひらに指がかかるくらいまで下にずらします。その状態から、左手を右側にグーッと押し込み10〜15秒程度キープしたら、左手を元の位置に戻します。

3

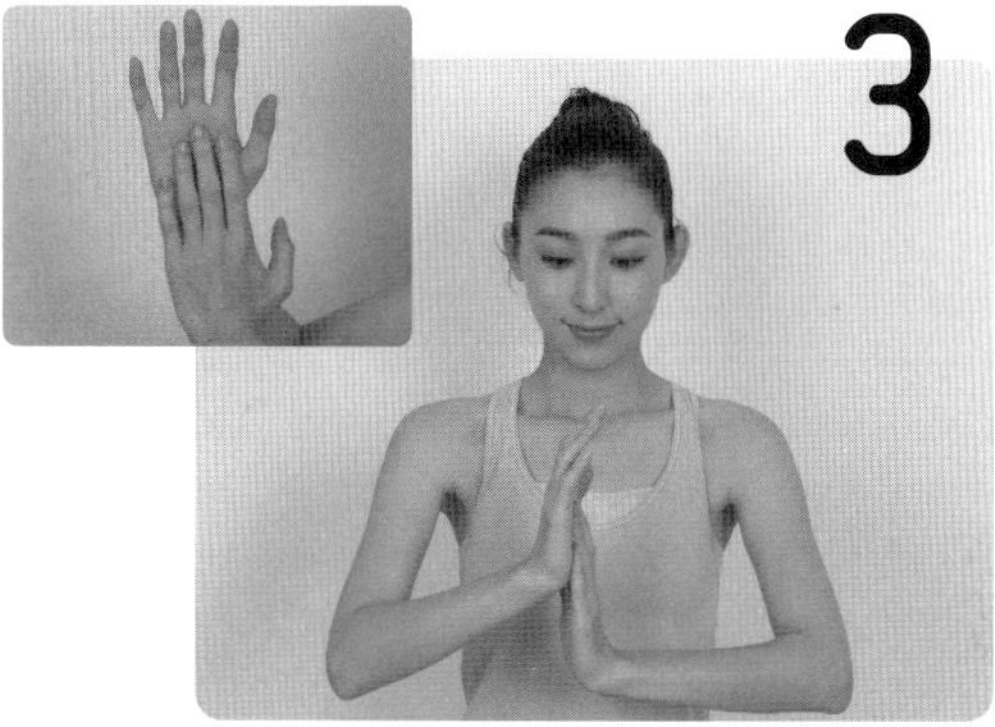

4

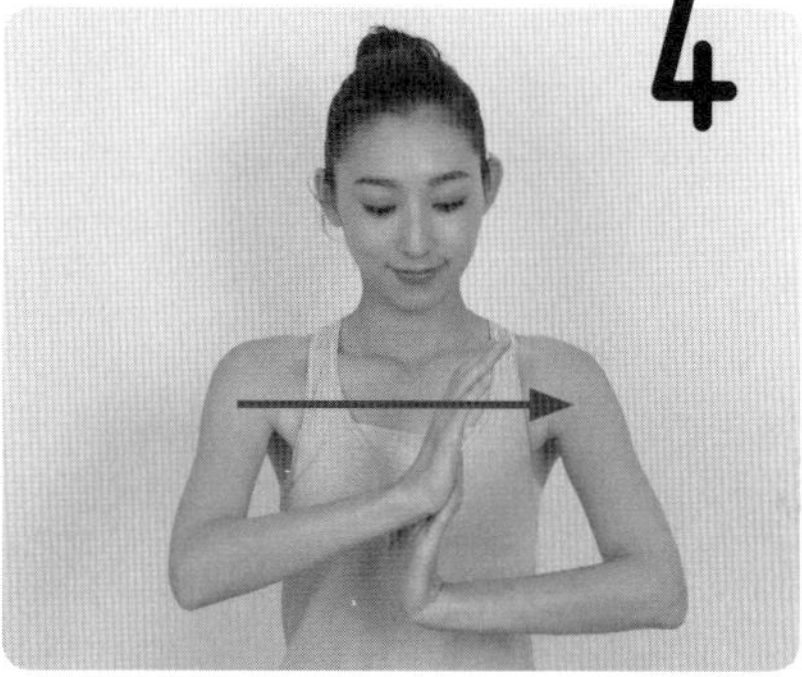

同じように胸の前で手のひらを合わせ、左の手のひらを右の手のひらに指がかかるくらいまで下にずらし、右手を左側にグーッと押し込み10〜15秒程度キープしたら、右手を元の位置に戻します。この動作を左右3回ずつ行いましょう。

悪い気を手のひらから放出する

悪くなった気をからだの外に出してあげると、さらに「腕もみ」効果が高まります。

体内環境が悪くなるとサラサラの血液がドロドロになるように、気というエネルギーも、**流れが悪い状態が続くと、からだに悪いエネルギーになります。**

東洋医学では、その悪い気を「邪気《じゃき》」といいます。

邪気がからだの中にあると、気の流れがどんどん悪くなり、あらゆる器官のはたらきが鈍りはじめます。逆に、邪気がなくなれば、「腕もみ」でスムーズになった気の流れを、長く維持できるようになります。

邪気がたまりやすいのは、からだの末端部分。

手先や足先には、気の流れが悪くなればなるほど、邪気がたまるようになります。

ここで紹介するのは、手から邪気を放出する方法です。

①イスに座り、リラックスします。

②右手を、同じ側の太ももの上に、手のひらを上にして乗せます。

これで、邪気放出の準備完了です。

③手のひらの真ん中に、もう片方の肘の先端をあて、20秒程度、グーッと押し込みます。右手が終わったら、同じように左手も行います。

「イタ気持ちいい」くらい押し込めば、たまっている邪気がからだの外に出ていきます。手のひらをこぶしでポンポンたたいても同じような効果が得られます。

左右合わせて40秒。

基本タイプに加えて実践すると、「腕もみ」の効果が大きく変わってきます。

悪い気を外に出す方法①

手のひらを肘の先端で押す

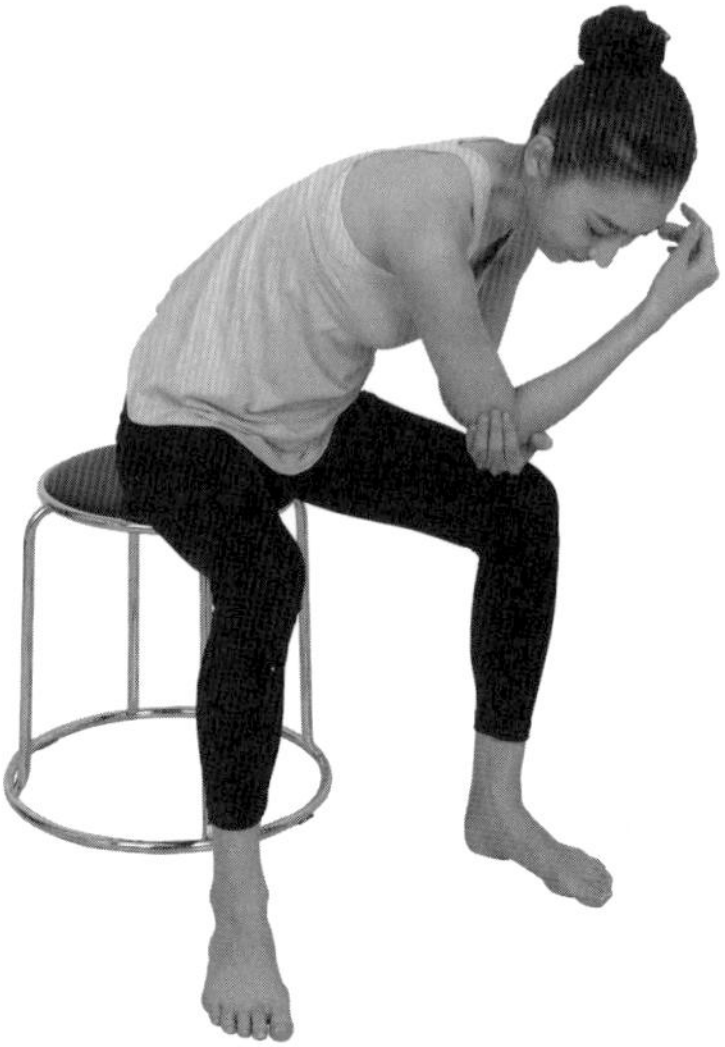

片方の手を、同じ側の足の太ももに手のひらを上にして乗せます。手のひらの中央に、もう片方の腕の肘の先端をあてて、20秒程度、グーッと押し込みます。反対側の手も同様に行います。

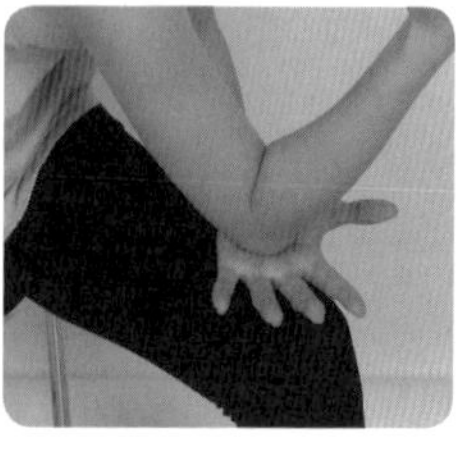

肘で押されている側の手の指は、肘をつつみ込むより、開いたままのほうがより刺激が強くなります。

悪い気を外に出す方法②
手のひらをこぶしでポンポンたたく

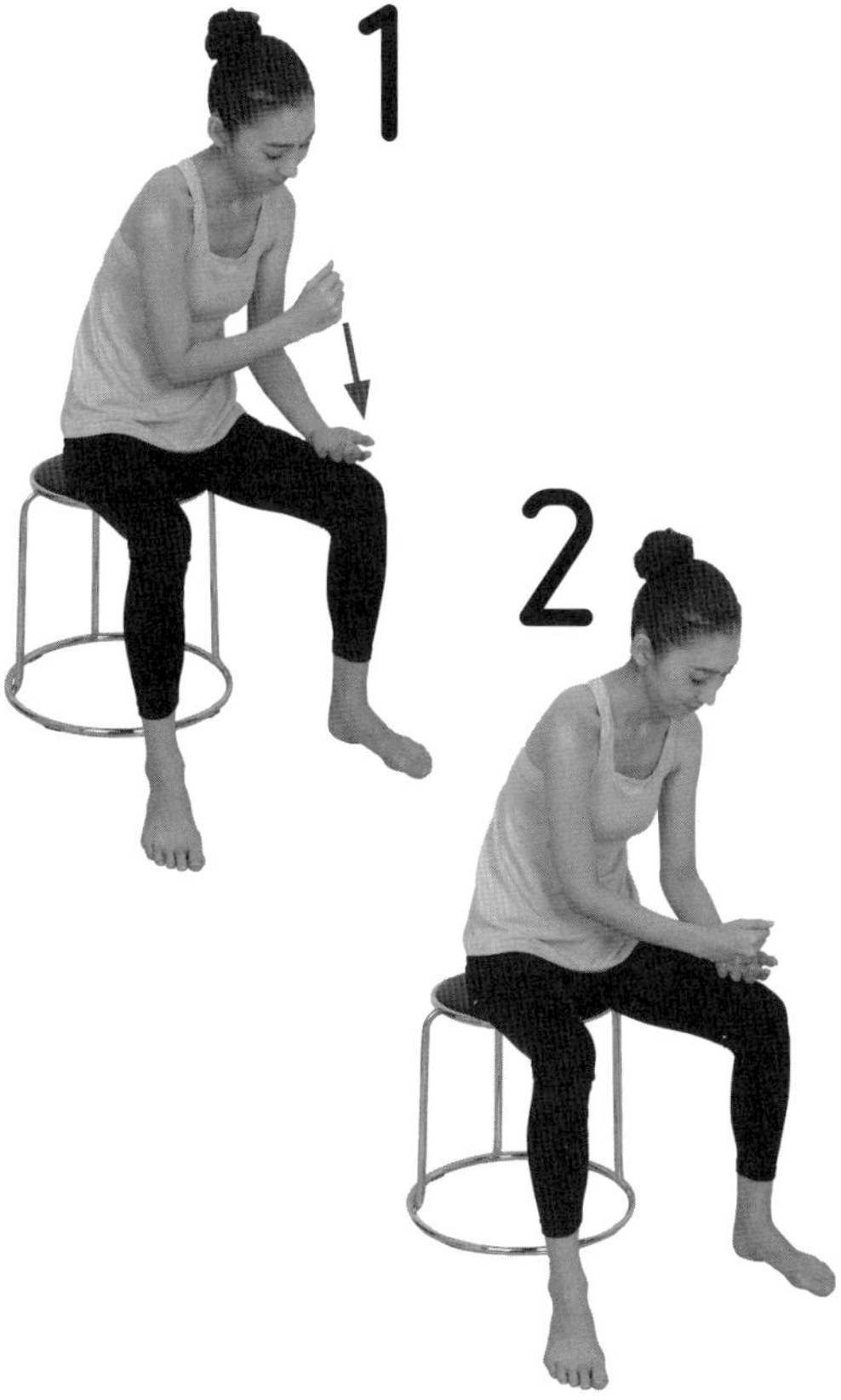

片方の手を、同じ側の足の太ももに手のひらを上にして乗せます。手のひらの中央を、もう片方の手のこぶしで15秒程度ポンポンたたきます。こぶしは軽く握り、力を抜いたまま手のひらに向けて落とすようにしましょう。反対側の手も同様に行います。

八邪《はちじゃ》のツボから悪い気を出しきる

邪気を放出する方法をもうひとつ。
八邪というツボから放出する方法です。

八邪は、「奇穴《きけつ》」のひとつで、手の甲側の指と指の間にあります。こぶしを握ったときに凹むところです。

右手に4つ、左手に4つで、合計8つあることから、八邪といいます。

「八邪」という名前から連想できるように、八邪は邪気が出入りするところ。刺激すると、外から入ってくる悪い気、たとえば、冷たい水や冷たい風の侵入を防ぎ、冷え性を緩和します。

ここでは、この出入り口を利用して、末端にたまった悪いエネルギーを放出します。

①八邪のひとつを親指と人差し指でつまみます。
②つまんだ指に力を入れて両側から押します。
③強くつまんだまま、外側に引っ張ります。
④引きずり出す感覚で、たまっている悪い気を取り出します。

親指と人差し指の間が終わったら人差し指と中指の間と、すべての指のまたから悪い気を引っ張り出します。八邪すべてから邪気を取り出したら終了です。

少し痛みを感じる放出方法ですが、からだの中から悪いものがなくなると思えば、我慢できる痛みです。そもそも痛いのは、そこに悪いエネルギーがたまっているからでもあります。

基本に加えて、いくつかのオプションを紹介してきましたが、「腕もみ」は、誰にでもできる簡単な健康法であることを理解していただけたと思います。

悪い気を外に出す方法③

八邪のツボを刺激して取り除く

1

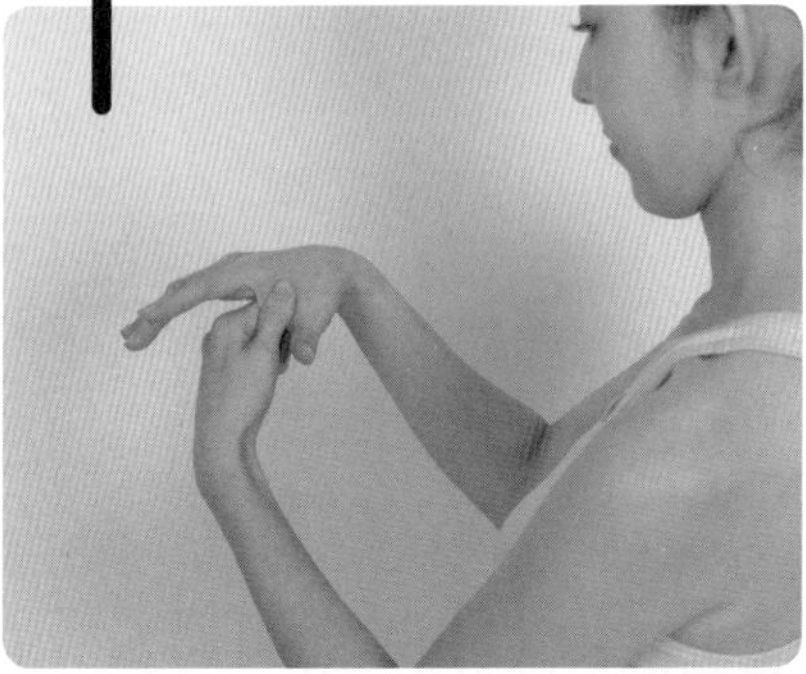

2

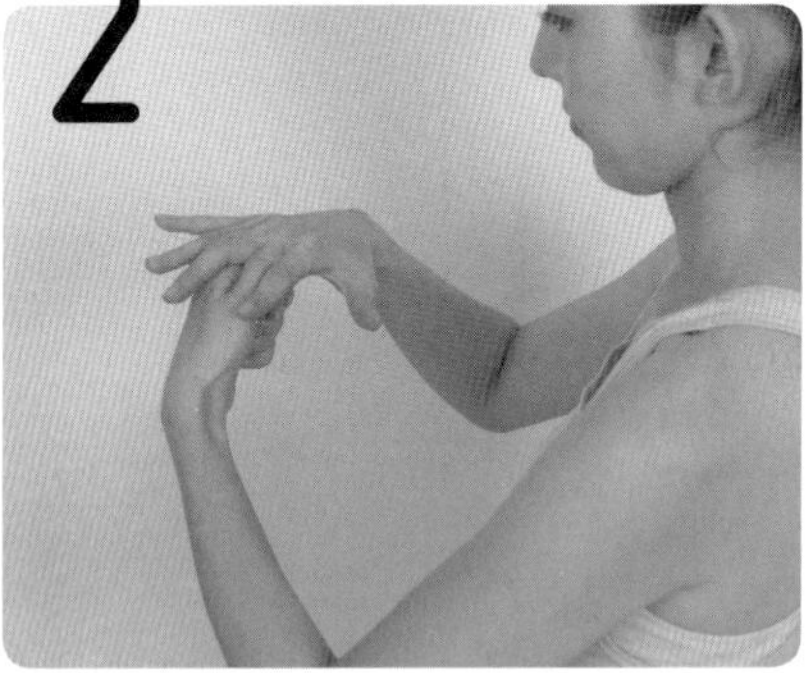

片方の手の指のまたを、もう片方の手の親指と人差し指でつまみ、悪い気を引っ張り出します。親指と人差し指の間が終わったら人差し指と中指の間と、すべての指のまたから引っ張り出しましょう。8つある左右の指のまたすべて行います。

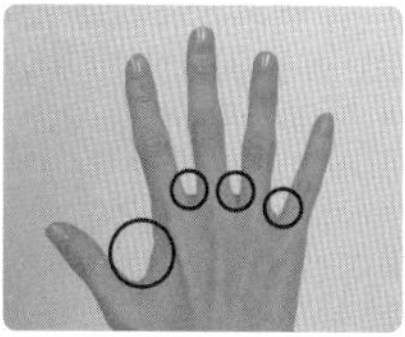

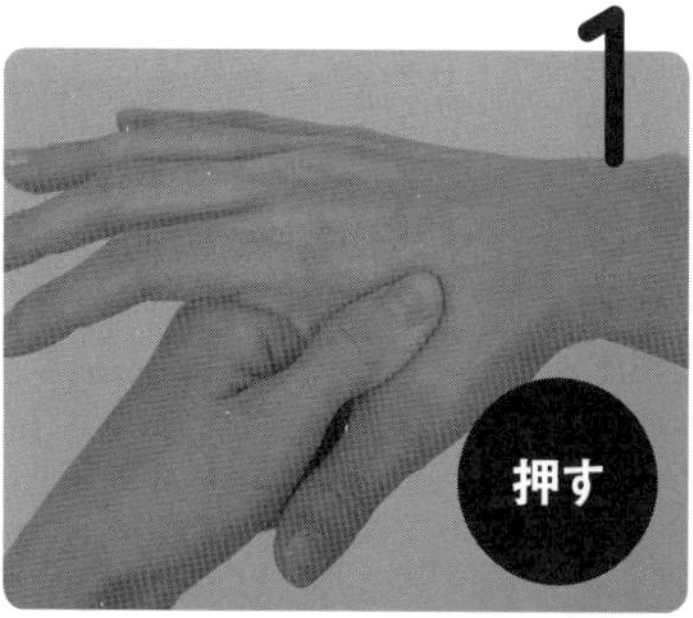

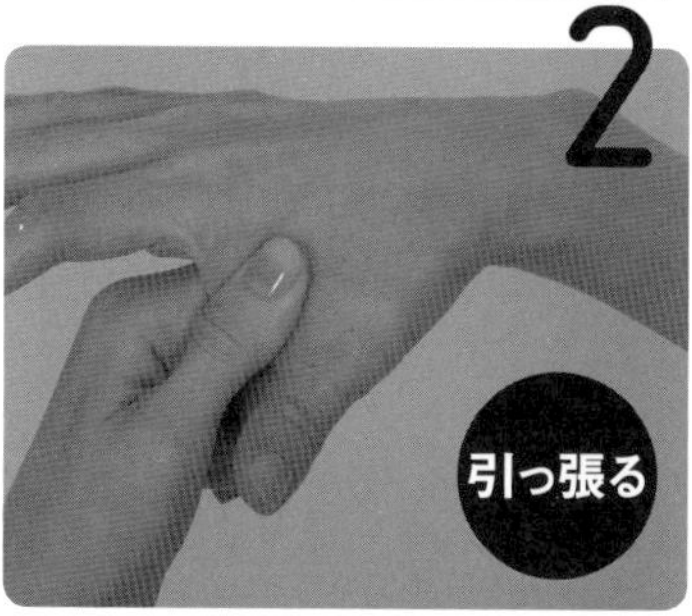

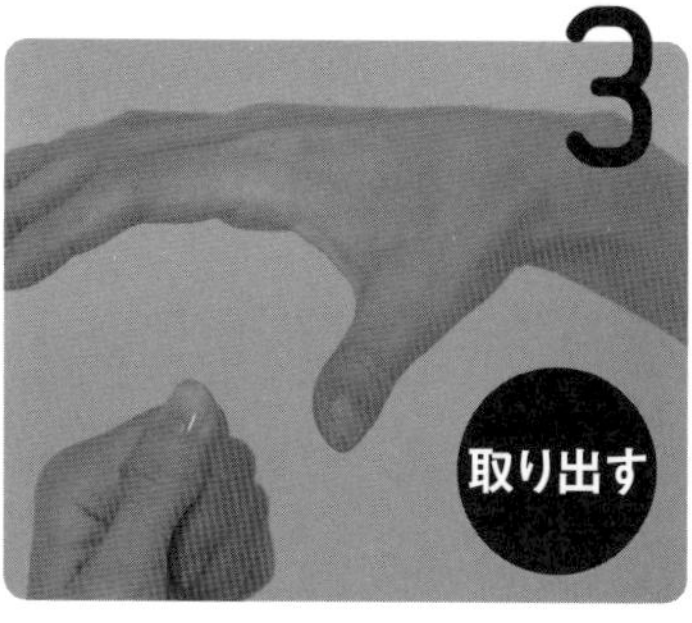

滞っている悪い気をすべて外に出してしまうために、押して、引っ張って、取り出すという3段階を意識して行いましょう。悪い気をしっかり取り除いておかないと、気の流れが悪くなる原因になります。

第3章

プロ技で
さらに胃腸を元気にする

「腕もみ」のための3つの準備

この章では、「腕もみ」効果がさらに高まるテクニックについてお話しします。

「腕もみ」は好きな時間に好きな場所でできる健康法ですが、たかが1分とはいえ、心身を整えた状態ではじめると、さらに効果が高くなります。

スポーツ選手の試合前の準備と同じです。

スポーツ選手は、動き出しからスムーズに力を発揮できるように筋肉をほぐしたり、緊張してかたくならないように心を落ち着けたりします。目的は、自分が持っている能力を最大限に引き出すためです。

スポーツと「腕もみ」の準備で違うところは、スポーツは激しい運動に備えますが、「腕もみ」は逆に、安静状態に備えるところです。

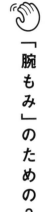

「腕もみ」効果を高める準備は、3つ。調身、調心、調息です。

調身とは、姿勢を調節することです。

調心とは、心をリラックスさせることです。

調息とは、息を整えることです。

肩の力を抜いて全身リラックスする

「腕もみ」効果が高まる姿勢をつくるには、らくな姿勢で座り、全身の力を抜き、からだをリラックスさせることです。

①浅く腰かけるようにしてイスに座ります。

このとき、背筋を伸ばすことを意識しすぎると胸を張って力が入ってしまうので、背筋のことはそれほど意識しないことです。

②イスに座ったら、肩の力を抜きます。

③続いて腕、手、指先と順番に力を抜いていきます。

これで、からだ全体の力が抜けたリラックス状態になります。

イスの高さが高すぎても低すぎても余計な力がかかるので、ひざを曲げたときに90度の高さになるように調整しておきましょう。

よいイメージを思い浮かべる

「腕もみ」効果を高めるために、心をリラックスさせます。

雑念を払って、無の境地になりましょう。

といっても、なかなか簡単にできないことはよくわかります。修行僧や武術の達人でもない限り、すぐには無理だと思います。雑念を払おうと思えば思うほど、あたまの中が雑念に支配されていくのがふつうですからね。

そこで、おすすめするのが、**よいイメージを思い浮かべることで、あたまの中に雑念の入る余地をなくす**方法です。「良性意念《りょうせいいねん》」といいます。

思い浮かべるのは、たとえば、「腕もみ」効果で胃の調子がよくなって、好きなものを食べている姿はどうでしょうか。「腕もみ」とはまったく関連のない、好きな絵や風景などを思い浮かべるのもいいと思います。

雑念を払うには、**プラス思考の言葉を唱える**方法もあります。

これを、「黙念法《もくねんほう》」といいます。

「胃の痛みがなくなる」とか、「明日のトイレが楽しくなる」とか、自分の気持ちが前向きになる言葉ならなんでもかまいません。

ただし、口にすることに意識が向きすぎると、逆にリラックスできない状態になるので、できるだけゆっくりとした口調で唱えるようにしましょう。

心を落ち着かせる方法はほかにもありますが、軽く目を閉じ、先に紹介した2つの方法で「腕もみ」のための心の準備はできます。

イスに座ったら、まず目を閉じることを心がけてください。

それだけで、心が落ち着いてくるものです。

ゆったりとしたリズムで呼吸を整える

最後の準備は息を整えることです。

具体的には腹式呼吸を行います。

誰でも意識することなく呼吸をしています。みなさんもそうだと思います。

呼吸には2種類あって、息を吸うときにお腹がふくらむ「腹式呼吸」と、息を吸うときに胸がふくらむ「胸式呼吸」。つねにどちらかの方法を使って、わたしたちは呼吸しています。

ちなみに、寝ているときや安静にしているときは、70％が腹式呼吸で、残り30％が胸式呼吸といわれています。

「腕もみ」で息を整えるときは、意識的に腹式呼吸ができない方は、最初は胸式呼吸でもかまいません。イスに座って、リラックスできていれば、それがどちらの呼吸であっても効果に違いはないからです。

ただし、**腹式呼吸ができるようになったら、腹式で息を整える**ようにしましょう。

というのは、お腹の下のあたりにある「丹田《たんでん》」という場所に気を集めやすくなるからです。丹田に気が集まるようになると、気の流れを調節しやすくなります。

それでは、腹式呼吸のやり方を紹介しておきます。

①鼻から息を吸いながら、ゆっくりお腹をふくらませます。
②口からゆっくり息を吐き出しながら、お腹を凹ませていきます。

時間があるときに練習しておきましょう。身につけると、「腕もみ」効果がさらに高まります。

「腕もみ」効果を上げる準備として、調身、調心、調息という3つを紹介しました。時間に余裕のある人は試してみてください。

腕にある内関《ないかん》のツボを刺激する

ここからは、わたしが患者さんに指導している「腕もみ」健康法以外の胃腸がよくなる方法を紹介します。胃腸が悪い状態が長期的に続いている人や、すぐにでも治したい人は、「腕もみ」に加えて行ってみてください。

1分で終わらないことになりますが、苦しんでいる状況から、いち早く脱することができます。

まず紹介するのが、ツボを直接刺激する方法です。

第1章で書いたように、ピンポイントで症状を改善したいときは、ツボへの刺激は有効です。ツボを正確に押すという条件は付きますが、正しく刺激できると、一気に症状をやわらげられます。

ターゲットにするツボは、心包経の経脈《けいみゃく》の奥にある「内関」というツボです。

内関は、手首の下あたりにあるツボです。具体的には、手首を曲げたときにできるしわから指3本分、肘側の位置で、手首を動かすとできる2本の腱の間にあります。

それでは、ツボの正確な場所を探してみましょう。
先の手順でツボを探し、親指をあてて押してみてください。
どんな感覚がありますか？

ツボに正しく刺激が伝わると、独特の感覚が生まれます。これは、送り込まれた気を受け取ったというツボの合図です。この合図のことを、「得気《とっき》」といいます。

得気には次の5種類があります。

だるい感じ、しびれる感じ、涼しい感じ、熱い、または温かい感じ、はれぼったい感じ。すべてを感じる必要はなく、どれか1種類でも感じられれば、刺激がツボに届いたことになります。

ツボの位置がハッキリわかったら、以下の手順で内関のツボを刺激します。
①内関のツボを刺すように親指を立てます。

②10〜15秒間、立てた親指をギュッと押し込みます。
ツボは深い位置にあるので、少し痛いと思うくらい強く押してください。

5種類のうち1種類でも感覚があれば、親指から送るエネルギーが、しっかりツボに届いています。

右手の内関が終わったら、続けて、左手の内関も押します。


もし、どの感覚もなければ刺激がツボには届いていないということなので、親指を少しずらして、もう一度押してみましょう。感覚がないまま押し続けても、まったくツボ治療の効果は期待できません。感覚が確認できるまで、何度も行ってください。


内関をうまく刺激できると、胃の不快感が解消されます。

また、内関は、動悸《どうき》や胸の痛みといった循環器の症状にも効果があります。さらに、精神をリラックスさせる効果もあります。

胃腸に効くツボ①　内関

ツボの探し方

1

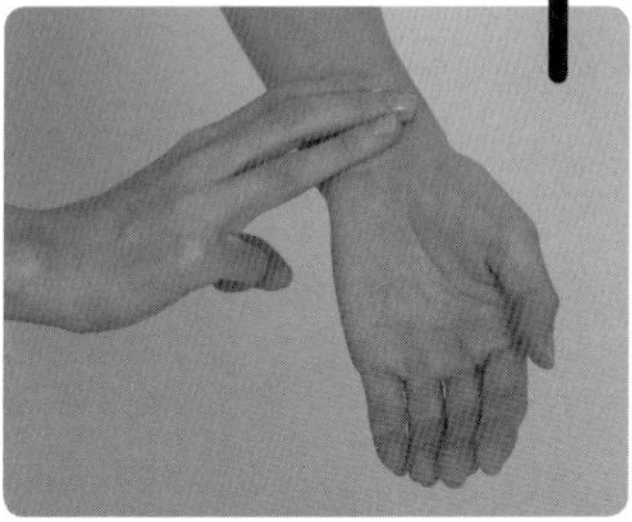

2

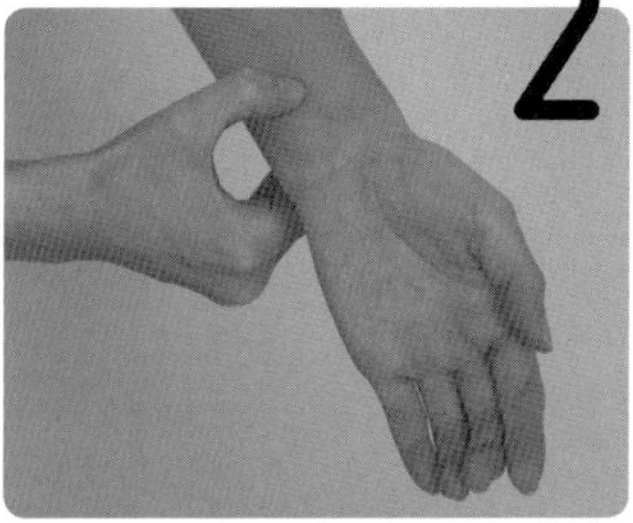

内関は、手首を曲げたときにできるしわから肘側に指3本分の位置で、手首を動かしていると腕の真ん中にできる2本の腱の間にあります。

ツボの押し方

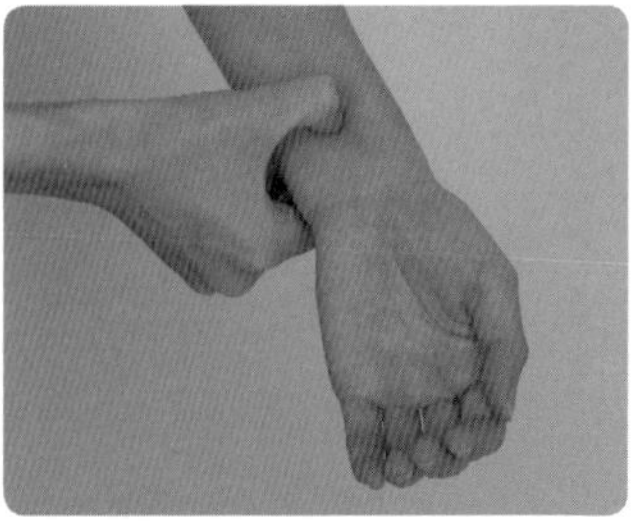

親指を立て、10~15秒間、ギュッと押します。ツボは深い位置にあるので、少し痛いくらい強く押すようにしましょう。刺激のない押し方では効果を期待できなくなります。左右両手の内関を刺激しましょう。

足にある足三里《あしさんり》のツボを刺激する

胃腸に効果があるツボとして、足にあるツボをひとつだけ紹介します。

胃経という経脈にある「足三里」というツボです。

足三里は、むこうずねの外側にあります。

具体的には、ひざの外側、お皿の下から指4本分下がった位置で、ひざを手で包むように持つと中指の先になります。いちばんくぼんでいる場所です。

足三里の場所がわかったら、内関のときと同じように指でツボを正確に探します。

探しあてたら、ツボを目標に、**こぶしでポンポンたたくか、両方の手のひらの手根《しゅこん》ではさむように押し込みます。**たたくときは10回、押し込むときは10～15秒を目安にしてください。

胃腸に効くツボ②　足三里

ツボの探し方

1

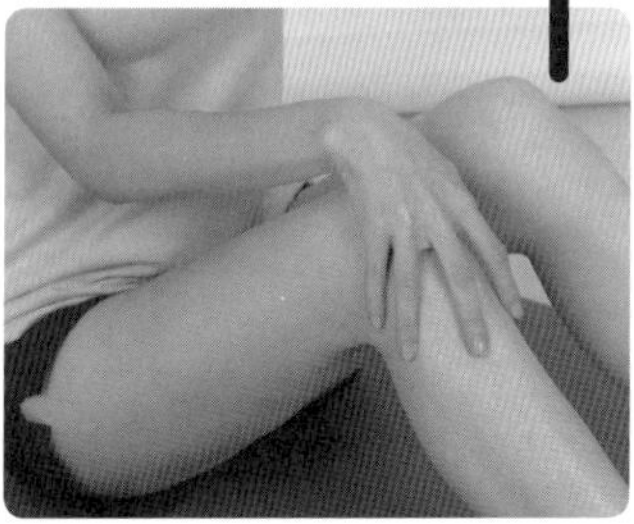

足三里は、むこうずねの外側にあります。まず、片方の手で、同じ側の足のひざを包むように持ちます。

2

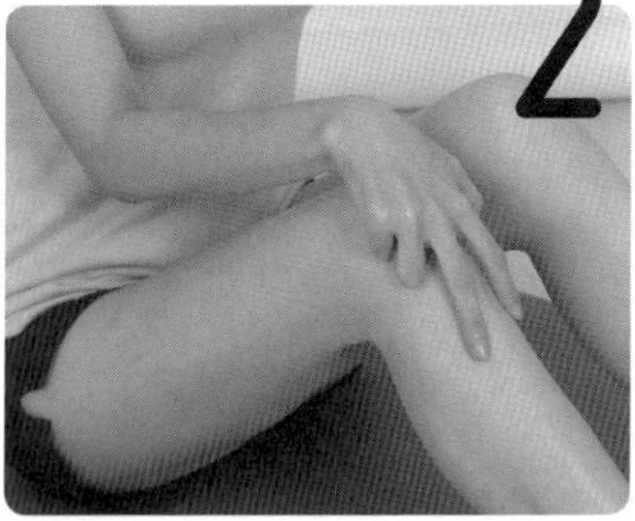

次に人差し指と中指だけ残し、中指をむこうずねの外側にくるように回転させます。

3

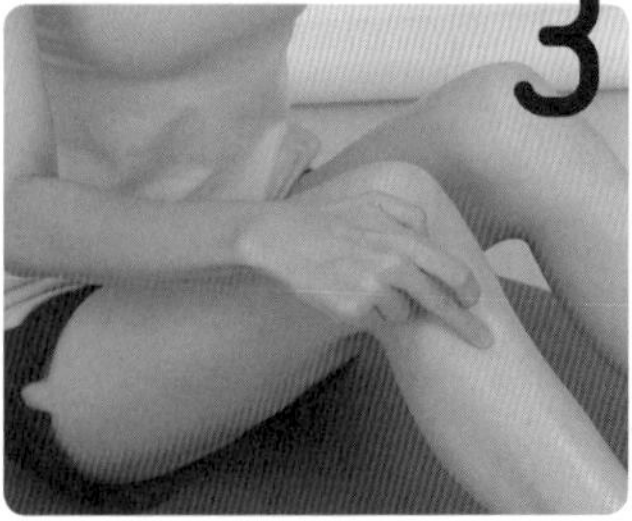

中指の指先にあるのが足三里。いちばんくぼんでいる場所になります。

ツボの刺激の仕方①

1

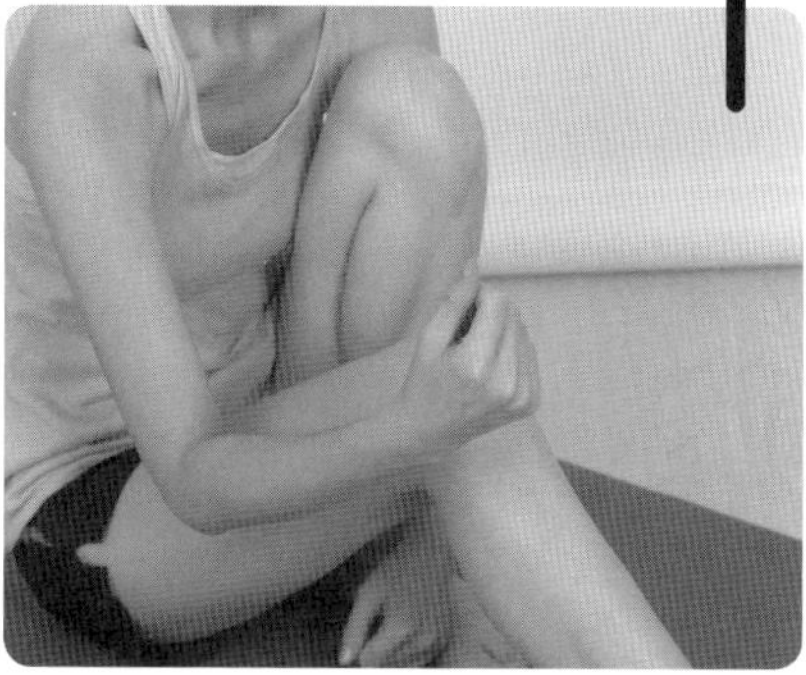

2

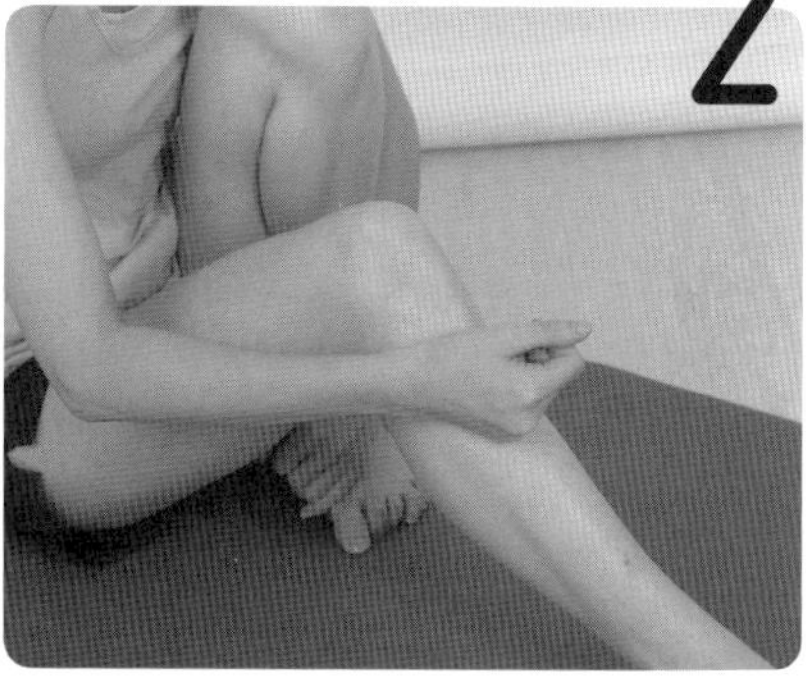

足三里を軽く握ったこぶしで、10回を目安にポンポンたたきます。「腕もみ」のたたき方と同じように、ツボに向かってこぶしを落とすときは力を抜くようにしましょう。こぶしの高さで刺激を調整できます。左右行います。

ツボの刺激の仕方②

1

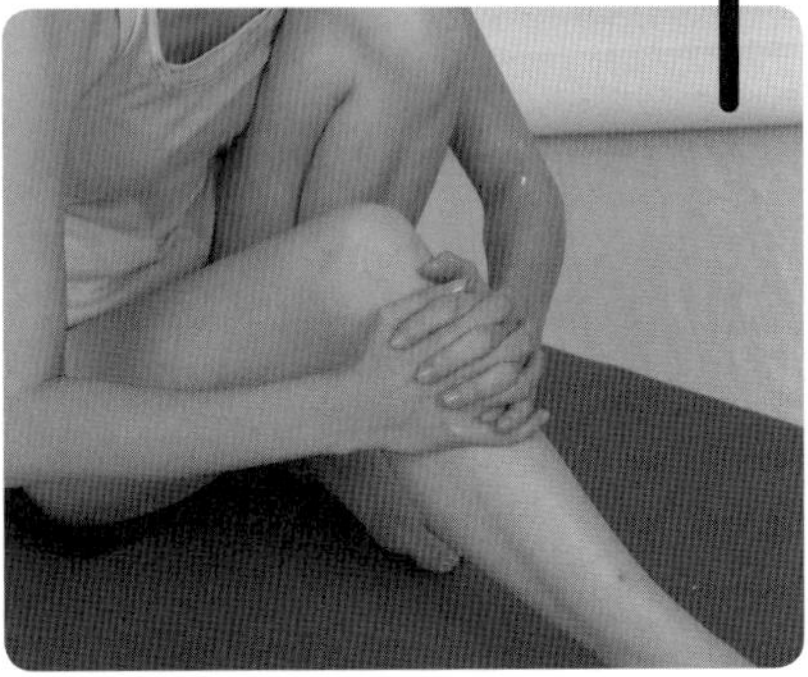

2

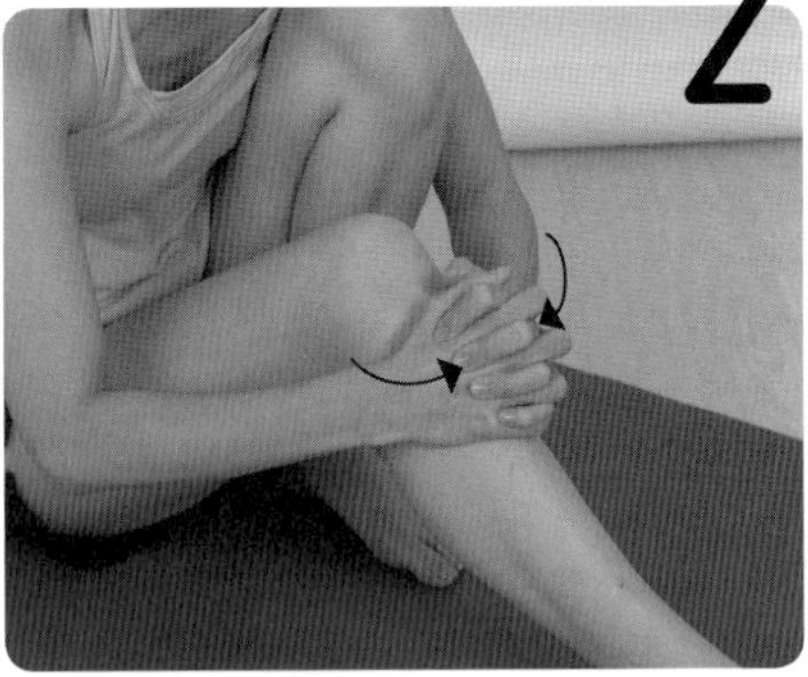

足三里に手根部分があたるように、むこうずねを包むように両手を組みます。その状態から、両手の手根でむこうずねをはさむように、10～15秒を目安にグーッと押し込みます。左右行います。

お腹をマッサージして胃腸を整える

ツボ治療に加えて紹介するのがマッサージです。

「腕もみ」と同じように、いつでもどこでもできるものなので、胃腸の状態が悪い人だけでなく、もともと胃腸が弱い人にもおすすめします。

まず紹介するのは、「摩腹健身法《まふくけんしんほう》」という、中国伝統のお腹のマッサージです。

春秋戦国時代にはすでに広く流行していたということですから、**2500年以上も前から受け継がれてきた健康法**ということです。中国の人たちが、健康を維持するために、いかにお腹を大切にしてきたか、ということがわかります。

中国の古い書物には、長寿法として「朝、昼、食後、いつでも摩腹します」と記されています。また、ある書物には、「腹痛は自分で按摩《あんま》することができ、それで治らないものはない」と断言しているものもあります。
摩腹健身法は、継続して行えば、胃腸の慢性疾患に有効なもので、健康を維持してくれるマッサージ法なのです。

ここでは、その摩腹健身法から立って行う4つを紹介します。

①胸の前で両手の甲を合わせ、肋骨にそってなでおろします。
息を吐きながらなでおろし、息を吸いながら元の位置に戻す。呼吸をしっかり意識すると、より効果が高くなります。目標回数は、往復10回。胃腸の状態をよくするだけでなく、からだ全体を強化する作用があります。

②親指が前、人差し指が後ろになるようにわき腹をつかみ、上から下へ押しなでます。
目標回数は、往復10回。後天の本である脾、先天の本である腎の状態を整えます。

③両手を重ねて、手のひらをへその上におき、左回りに円を描くように回しなでます。

はじめはゆっくり、そして少しずつ早く回しなでます。目標回数は、10回。へそのまわりには、胃経、脾経、腎経などの経脈が通っているので、マッサージすると気の流れを活発にできます。

④両手の指を交差させて胸の下におき、上腹部から下腹部までなでおろします。

目標回数は、10回。お腹が張った感じや胸部の違和感を解消します。

摩腹健身法を行う場合は、「腕もみ」の準備で紹介したように、姿勢を整え、心を整え、息を整えれば、さらに効果が高くなります。

このマッサージで気をつけることは、なでるときに強く押さないことです。なでる場所に軽くあてる感じにしましょう。それだけで、手から送られるエネルギーは十分に伝わります。

胃腸を整えるマッサージ①

1

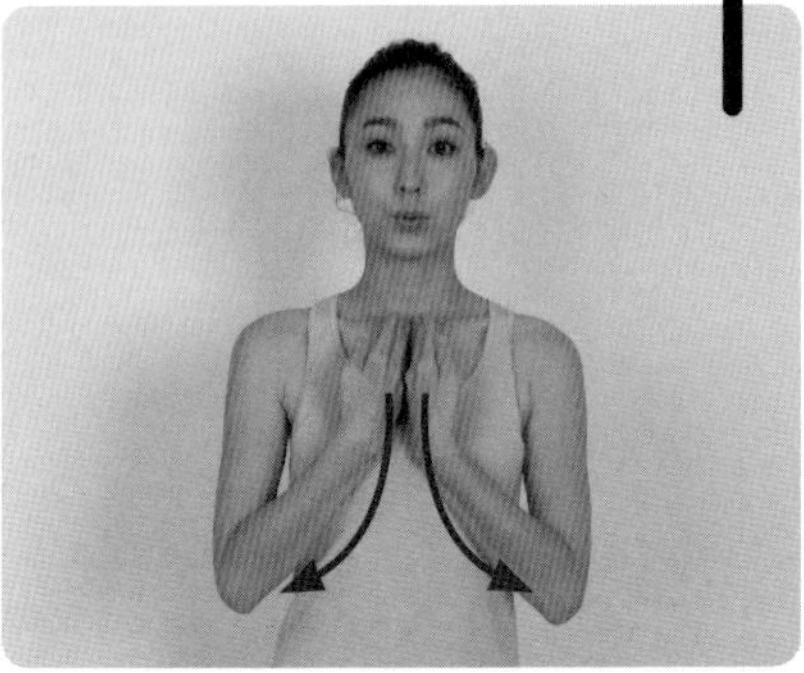

2

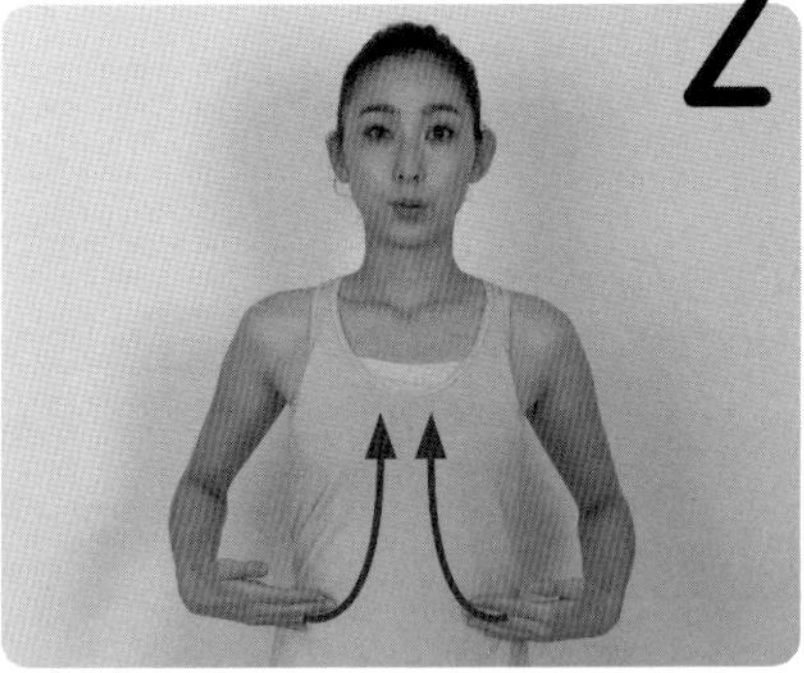

胸の前で両手の甲を合わせます。そこから4本の指をそろえたまま肋骨にそって脇まで押しなで、同じ軌道を戻りながら元の位置まで押しなでます。息を吐きながらなでおろし、息を吸いながら元の位置に戻すと、より効果が高くなります。往復10回を目標にしましょう。

胃腸を整えるマッサージ②

1

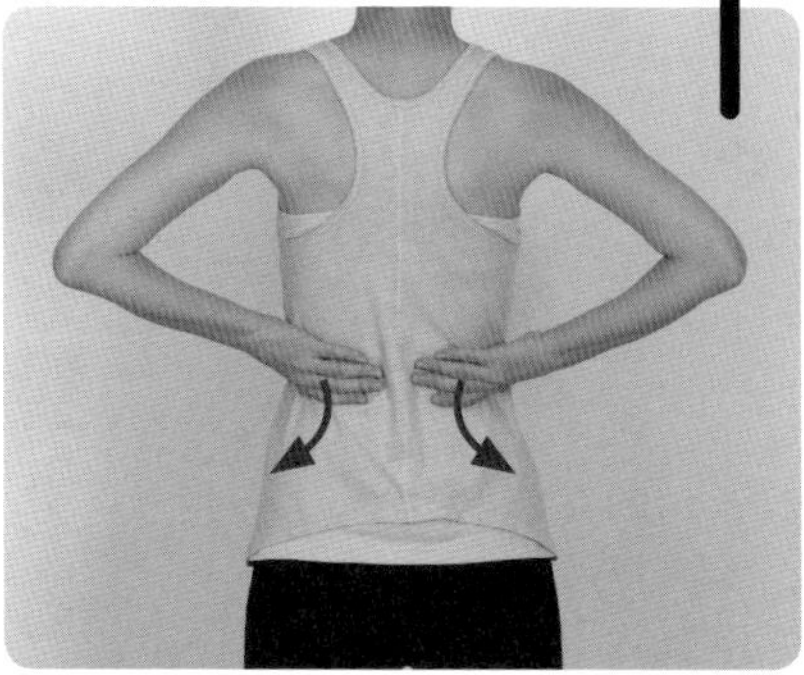

2

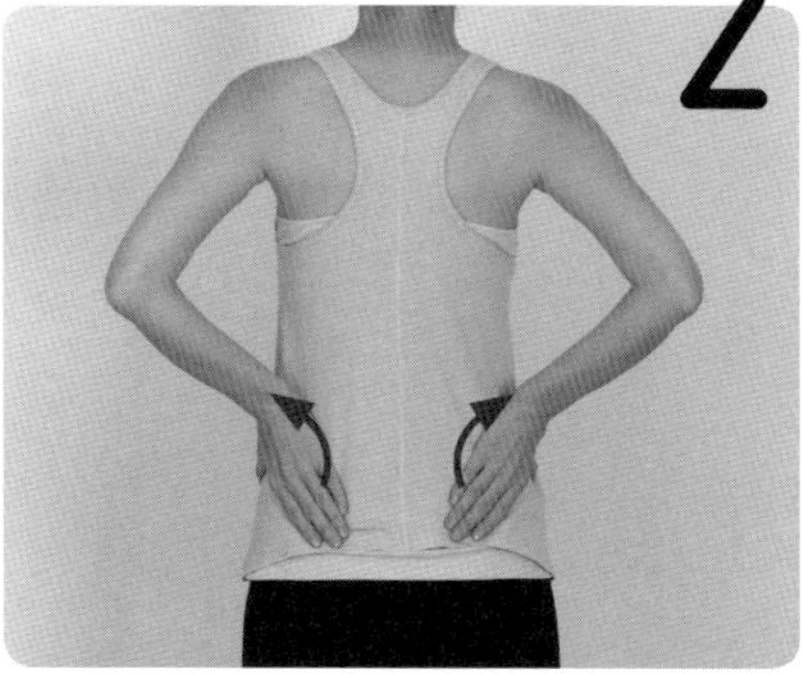

親指が前に、人差し指が後ろになるようにわき腹をつかみ、そのままわき腹を上から下へ押しなで、下から上へ押しなでます。目標、往復10回。

胃腸を整えるマッサージ③

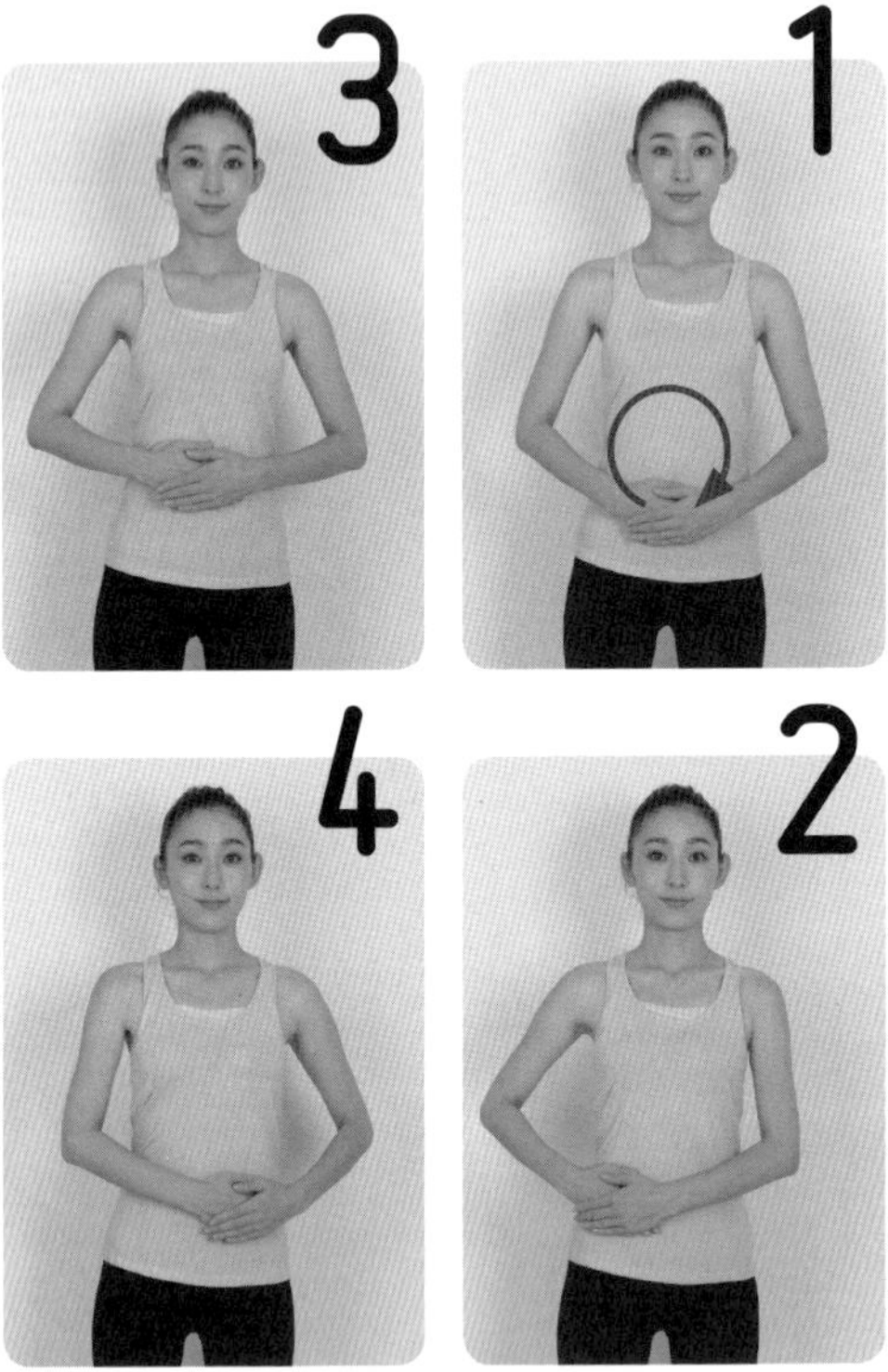

両手を重ね、へその上に手のひらの真ん中がくるようにおきます。そこから左回りに円を描くようにお腹を回しなでます。はじめはゆっくり、徐々に早く回しなでましょう。目標10回。

胃腸を整えるマッサージ④

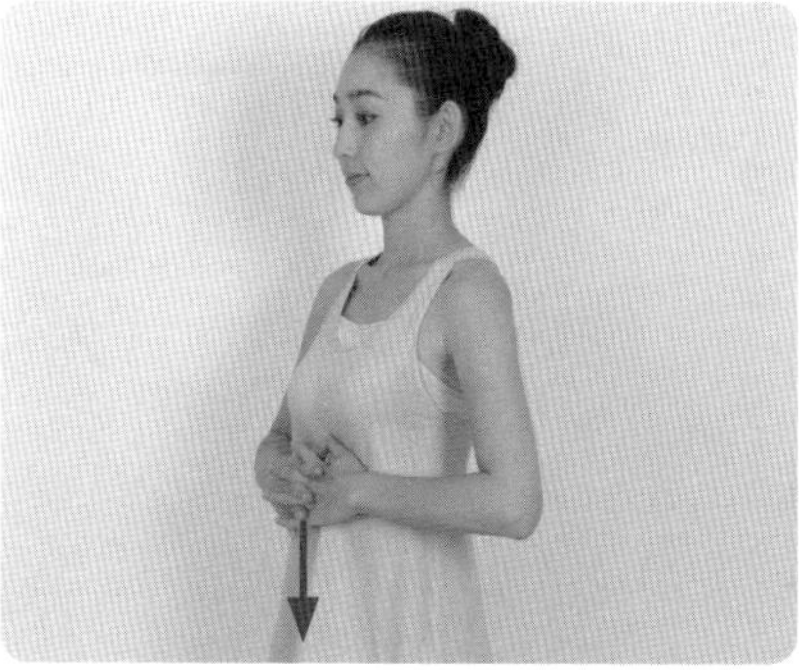

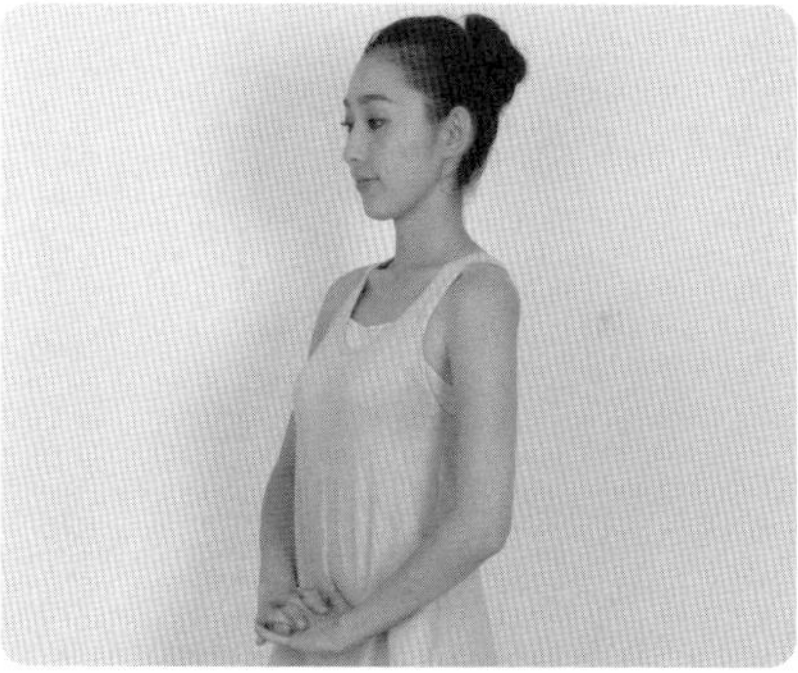

胸の下で両手の指を組み、その位置からお腹の下側まで、ゆっくりなでおろします。10回を目標にしましょう。

足をマッサージして胃腸を整える

次に紹介するのは、足をマッサージして胃腸を整える方法です。

東洋医学では、食欲がないときや胃腸の調子が悪いときは、まず足を刺激します。というのは、**足には、からだに入ってきたエネルギーを消化、吸収し、全身に運ぶ役割のある胃と脾につながる経絡があるから**です。

次の手順に沿って、足全体をゆっくりマッサージします。

①らくな姿勢で床に腰をおろし、足を前に伸ばします。
②軽くひざを曲げ、足の裏を合わせます。
③両太ももを同じ側の手でつかみます。

このとき、両手のひらをこすり合わせ、手を温めてからつかむと、よりたくさんのエネルギーを送り込むことができます。

④息を吐きながら足首方向にゆっくり押しなでます。
⑤足裏までなでたら、今度は太もも方向へ、息を吸いながら押しなでます。
なでているところに意識を集中すると、より効果が高まります。また、お腹のマッサージと同じように、強く押しなでないように注意してください。
往復10回を目標にしましょう。

お腹のマッサージである「摩腹健身法」にしても、足のマッサージにしても、基本的にはすぐに効くというより、時間をかけて症状を改善していくものです。継続することで胃腸のはたらきがよくなります。また、気の流れがスムーズになることで、からだ全体の健康を維持することにつながります。

胃腸を整えるマッサージ⑤

1

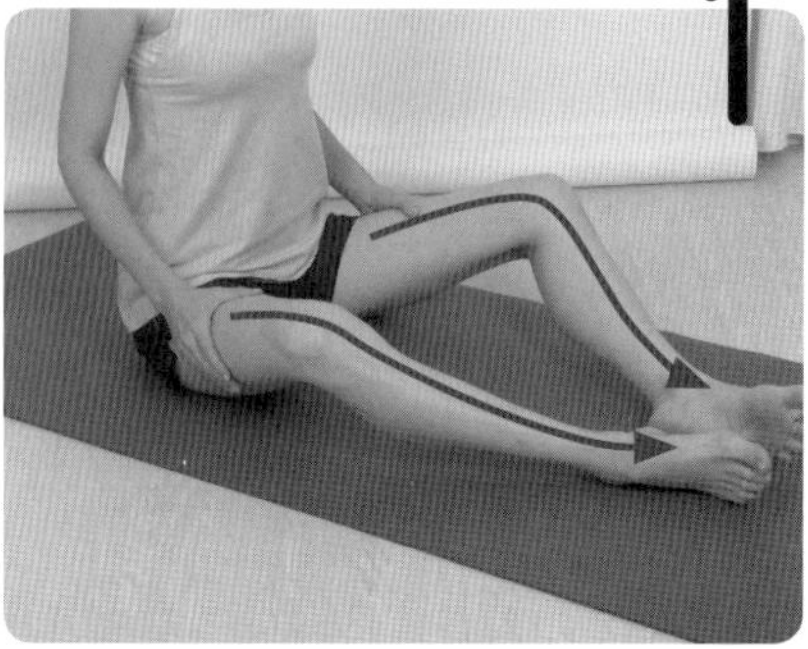

2

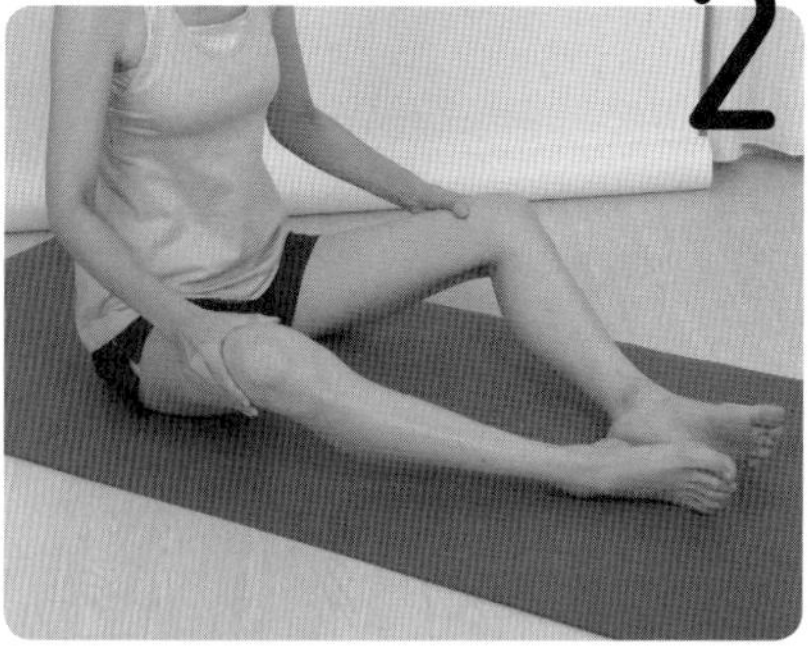

3

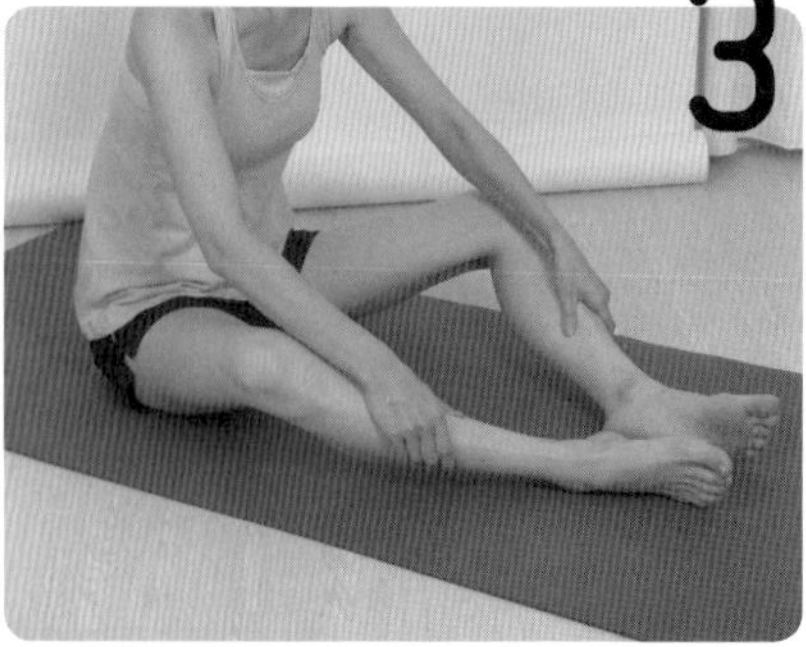

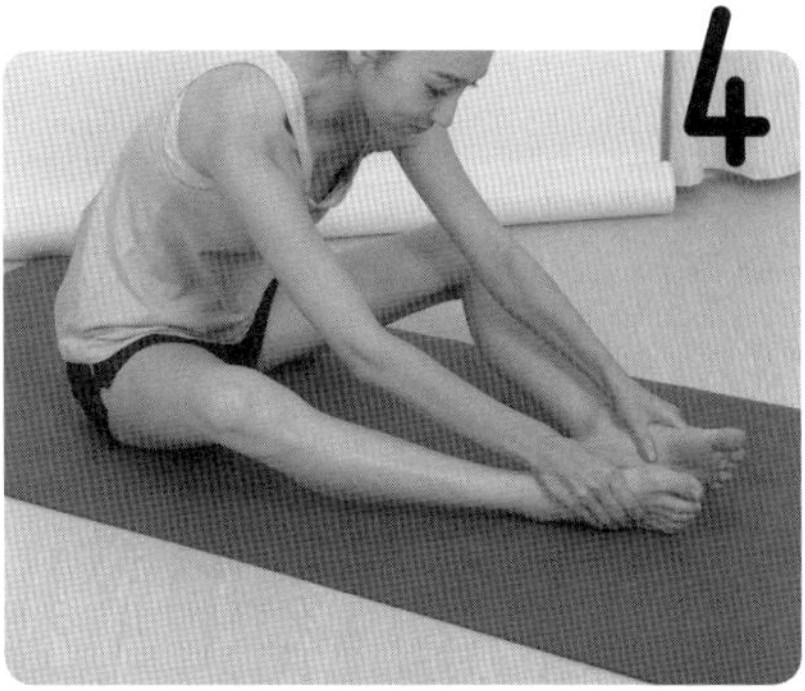

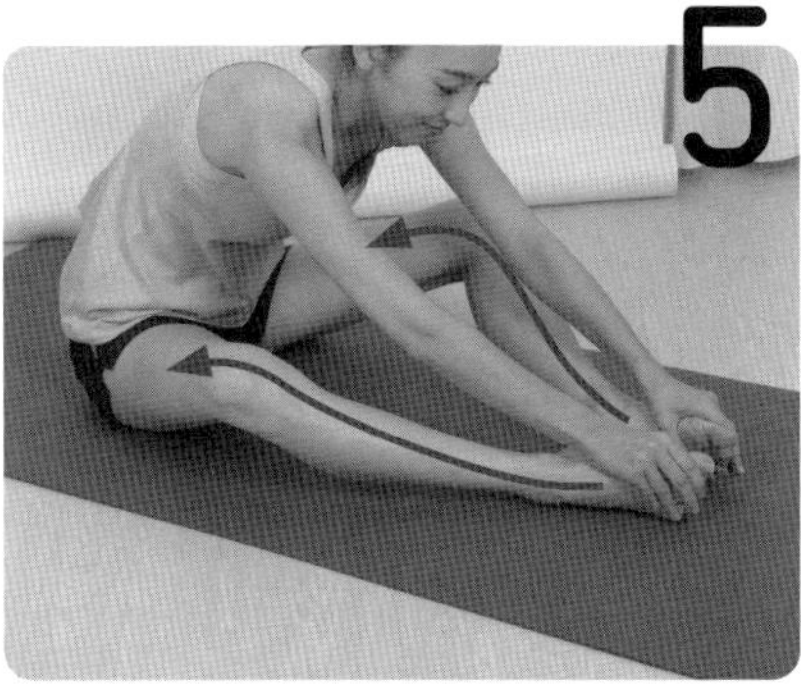

足を前に伸ばして座り、軽くひざを曲げ、足の裏を合わせます。太ももを同じ側の手でつかみ、息を吐きながら足首方向にゆっくり押しなでます。足裏までなでたら、今度は太もも方向へ、息を吸いながら押しなでます。往復10回を目標にしましょう。

第4章

「腕もみ」で からだの不調は ここまで改善する

胃の不快感がなくなる

「腕もみ」健康法は、肺経、心包《しんぽう》経、心経、大腸経、三焦《さんしょう》経、小腸経という経脈と、その経脈にあるツボを、まとめて刺激します。経絡の主要路線である6つのルートを刺激するだけに、からだのあらゆる器官の改善と健康維持に効果を発揮します。第4章では、その具体的な「腕もみ」効果を紹介します。

本書のテーマである胃腸の病気から話していくことにしましょう。
最初に胃痛。

胃が痛くなる原因はさまざまです。
たとえば、からだの中で水が停滞すると、胃腸が炎症を起こして痛みを感じるようになります。気の流れが悪くなってからだが冷えるとお腹が痛くなります。

ストレスがかかると気が上がったままになって胃が痛くなります。

胃下垂は病気ではありませんが、内臓を冷やす「万病のもと」といわれ、胃下垂によって胃のはたらきが悪くなると、胃がもたれたり、むかむかしたりするなどの症状が現れます。

胃の不快感を解消するには、脾、胃、腎といった胃腸と深い関係のある経脈を刺激するほか、**ストレスが原因と考えられるなら心経、心包経の刺激が効果的**です。「腕もみ」なら心経、心包経を直接刺激するだけでなく、からだ全体の気の流れを改善して、からだの冷えをおさえます。

また、胃の不快感には、第3章で紹介した「摩《ま》腹《ふく》健《けん》身《しん》法《ほう》」の各マッサージや脾経、胃経を温める足のマッサージも効果があります。

食欲が出てくる

東洋医学では、食欲不振は胃腸が弱っていたり、胃に水がたまっていたり、気の流れが悪くなっていると引き起こされると考えます。また、それによって吐き気があると、二次的に食欲がわかないこともあります。

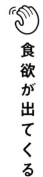

ストレスや悩みごとが原因で、心因性の食欲不振になることもあります。

「腕もみ」ではストレスをやわらげる心経、心包経を刺激して、食欲を取り戻します。また、からだ全体の気の流れがよくなるとからだが温まるため、胃腸のはたらきも活発になります。

ただし、「腕もみ」をしても、食欲が戻らないときや、食欲不振が長く続くときは、要注意。重大な病気が隠されている可能性があるので、医師に相談してみるようにしましょう。

便秘を解消する

からだの中に便がたまって毒素を発生するようになると、からだの調子がおかしくなります。また、便秘になると気分がすっきりしないだけでなく、肌が荒れる原因になったり、ひどくなると頭痛の原因になったりすることもあります。

東洋医学では、便秘はその原因によって分類されます。

ひとつは、「熱秘《ねっぴ》」。これは、腸に熱がこもって水分が足りなくなり、便がかたくなって出にくくなります。

もうひとつは、「気虚秘《ききょひ》」と「血虚秘《けっきょひ》」。これは、からだの中の気や血が不足することでからだが冷え、腸の動きが悪くなり、消化が進まなくなって便秘になります。**便秘に効くツボは、心経にある「神門《しんもん》」**。腸の動きを活発にします。神門には気持ちを落ち着かせる効果もあります。

この神門も含めて、刺激するのが「腕もみ」。胃腸を直接元気にするだけでなく、気の流れをよくすることで、悪くなっている消化機能を改善します。

下痢がおさまる

東洋医学では、下痢は脾、胃、そして腎の気が不足し、それぞれの機能が弱まることで引き起こされると考えます。

下痢の症状を治すには、脾と胃につながる経絡、もしくは腎につながる経絡やツボを刺激して、気の流れをスムーズにして改善をはかります。

「腕もみ」でからだ全体の気の流れをよくしたあとに、おすすめしたいのが、第3章で紹介した「摩腹健身法」のへその上に両手をあててなで回すマッサージ。へそのまわりには脾経、胃経、腎経の経脈が通っているので、マッサージで温めると脾と胃、腎のはたらきが活発になります。

また、胃腸に効くツボとして紹介した「足三里《あしさんり》」も下痢の症状に効果があります。

腱鞘炎の痛みがなくなる

ここからは、胃腸以外の「腕もみ」効果を紹介していきましょう。

「腕もみ」は、腱鞘炎にも効果があります。
腱鞘炎は、手首の腱を包んでいる腱鞘が何度も摩擦されることで起きる炎症です。
腱鞘炎になると、手首が痛くなるのはもちろん、手の指の痛み、しびれ、だるさといった症状が現れます。

腱鞘炎が起きるのは、同じ動きで手の指や手首を使いすぎることによって疲労物質がたまるからです。長時間のパソコン作業をしている人や腕を酷使する仕事をしている人は要注意。スマホを手離せない人も腱鞘炎予備軍といえます。

腱鞘炎は、症状が悪化すると、手首や指が動かせないほど痛みを感じるようになります。そうなると、最悪、手術ということもあります。
そうなる前に、「腕もみ」で手あてしてあげましょう。

腱鞘炎の人が「腕もみ」を行うときは、基本の1分に加えて、痛みのある腕だけを追加で30秒。時間がある人は、「腕もみ」オプションも活用して、丁寧にほぐします。数日経てば、手首や指の痛みがすっかり消えます。

テニス肘やゴルフ肘がスッキリ解消

肘を酷使することで起きる炎症のひとつが、テニス肘やゴルフ肘。

テニス肘やゴルフ肘になると、テニスやゴルフをしているときはもちろんのこと、重いものを持ったときやタオルを絞るときにも痛みが走ります。痛みのため力が入らず、つかんだものを落とすこともあります。

テニス肘の場合は、ラケットを持つ手、つまり右利きの人なら右腕に、左利きの人なら左腕に症状が現れます。ゴルフ肘の場合は、引き手となる、右利きなら左腕に、左利きなら右腕に症状が現れます。

楽しいスポーツであるのはわかりますが、やりすぎには注意。
楽しむ機会が頻繁に続くときは、忘れずに、「腕もみ」でケアしましょう。

テニス肘やゴルフ肘に効くのは、大腸経にある「曲池《きょくち》」と「手三里《てさんり》」、小腸経にある「小海《しょうかい》」のツボ。刺激するときは、当然ですが、痛みを感じる腕だけを対象とします。

イライラがなくなる

いまやストレスは、からだの不調のすべての原因ではないかといわれます。

実際、原因がよくわからない病気の場合、その多くは「ストレス性○○」と診断されることがよくあります。

東洋医学では、ストレスがたまってイライラする状態を、「肝火上炎《かんかじょうえん》」といいます。**イライラは、気の流れが乱れて悪くなった気が、からだの上のほうに上がりすぎてしまうことで引き起こされる**症状と考えます。

つまり、悪い気が上がることで感情が高ぶりやすくなってイライラするのです。

このとき、からだの中では自律神経が誤作動を起こしています。自律神経には、活動しているときや緊張しているときにはたらく交感神経と、安静にしているときにはたらく副交感神経があります。イライラしているときは、副交感神経に切り替えたいのに、スイッチが入らない状態。

そういうときに、**自律神経のバランスを整え、心を落ち着かせてくれるのが、心包経にある「内関《ないかん》」**というツボです。

また、第3章で紹介した「摩腹健身法」のひとつ、お腹をなでおろすマッサージには、悪い気を下げる効果があります。「腕もみ」とあわせて行ってみましょう。

「腕もみ」には、心を落ち着かせ、精神を安定させる効果もあります。

イライラしているときは、**「腕もみ」がちょっとした精神安定剤**。安易に薬を服用する前に、まず「腕もみ」で心を静めましょう。

ぐっすり眠れるようになる

「眠れない」人が増えています。

不眠の症状はさまざまで、寝つきが悪い、夜中に何度も目覚める、早朝に目覚めて眠れなくなるなどがあります。熟睡できない日が続くと、動悸《どうき》や耳鳴り、脱力感などの症状を引き起こし、ついには病気を発症してしまうので注意が必要です。

東洋医学では、不眠症は心《しん》、脾、肝などの内臓の機能が低下することで引き起こされるものだと考えています。機能低下の最大の要因はストレス。ですから、ストレスの原因を取り除きながら、弱っている心、脾、肝の機能強化をはかります。

そのためには、やはり「腕もみ」。

心経をほぐすことで、からだ全体の気の流れをよくし、脾、肝といった内臓のはたらきの回復を目指します。第3章で紹介した「摩腹健身法」のひとつ、お腹をぐるぐるとなで回すマッサージも効果的です。

不眠症に効くツボは、手首を曲げたときにできる「神門」。心経にあります。

ひどい頭痛をやわらげる

頭痛にはさまざまな原因があります。目の病気によるもの、耳の病気によるもの、脳の病気によるもの、それから疲労や睡眠不足、ストレスによるものなどです。

目、耳、脳が原因の頭痛は専門医にかかるべきですが、**疲労や睡眠不足、ストレスが原因と思われる頭痛なら、「腕もみ」で症状を改善する**ことができます。

ストレスに効くツボである心包経にある「内関」も含めて、心経や心包経を刺激することで気の流れをよくし、疲労物質を取りのぞくことで、慢性化している頭痛をやわらげます。

ただし、疲労による頭痛なら、休息をとるのがいちばん。1分の「腕もみ」が終わったらからだを休めるようにしましょう。入浴も効果的です。心身がリラックスできるし、脳の血行もよくなります。

動悸が少なくなる

動悸は、心臓になんらかの異常があるときに起きます。

心臓や呼吸器に問題はなくても、緊張状態に弱い人や貧血気味の人は動悸が起きるときがあります。また、歳をとると誰でも、動悸が起きやすくなります。

東洋医学では、**動悸は心《しん》の気が不足したり、気が滞ったりすることで引き起こされる**と考えます。ですから、心とつながる心経、または心包経にエネルギーを送り込み、心の機能強化をはかります。

また、心と密接につながる小腸経にエネルギーを送ることで、間接的に心の機能を強化します。

動悸に効くツボは、心包経にある「太陵《だいりょう》」と小腸経の「陽谷《ようこく》」、それから、肺経にある「尺沢《しゃくたく》」です。太陵は胃のむかつきや吐き気などの症状を軽くするツボで、陽谷は頭痛やめまいをおさえるツボ。尺沢は呼吸器全般に効くツボです。

血圧が安定する

高血圧になると、のぼせや動悸、胸の苦しさなどの自覚症状が現れます。

西洋医学ならすぐに血圧が下がる薬を処方してくれますが、血圧という概念がなかった東洋医学には具体的な治療法がありません。そこで、自覚症状を改善して、血圧を下げることを目指します。

のぼせや動悸をおさえるツボは、大腸経にある「曲池」。からだ全体の熱をさまし、血の流れを落ち着かせてくれます。

低血圧には、めまい、手足の冷え、食欲不振などの自覚症状が現れるケースと、まったく自覚症状がないケースがあります。東洋医学では、低血圧は、おもに「気血両虚《きけつりょうきょ》」。つまり、からだの中にある気と血が足りなくなった状態に近いものと考えます。「腕もみ」で胃腸のはたらきを改善することで、エネルギーをつくれるからだに戻します。

だるさがとれて、元気になる

どこといって痛いところも、悪いところもないのに、疲れがたまって元気が出ない。ハードな仕事をしたわけでもないのに、睡眠も十分にとっているのに、疲れが抜けない。これを、わたしたちは「だるい」と表現します。

だるさが続くと、それだけでストレスを感じてしまいます。

東洋医学では、**からだ全体の気が不足すると、疲れから回復できない**と考えます。脾、胃、腎の機能が弱っていることもあるし、代謝が悪くなって疲労物質が蓄積されていることも考えられます。

こんなときも「腕もみ」です。腕を通る経絡から気の流れを改善し、五臓のはたらきを回復させることで、エネルギーをつくれるようにします。

長引くせきが、らくになる

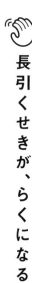

東洋医学では、せきの原因を、邪気《じゃき》のひとつである風邪《ふうじゃ》がからだの外から入り込んできたか、肺が熱を持っているか、水のめぐりが悪く肺に痰がたまっているか、そもそも気の流れが悪くなっているか、と考えます。

とくに、慢性化している、しつこいせきは、胃腸の機能低下を疑います。

せきの症状をやわらげてくれるツボは、肺経にある「尺沢」。

このツボを刺激すると、せきだけでなく、痰、ぜんそくといった呼吸器全般の症状が改善します。

目の疲れがらくになる

目が疲れる症状には、目がかすむ、痛む、乾く、充血するなどがあります。目の疲れから、あたまが痛くなったり、肩がこったり、吐き気がしたりすることもあります。

目が疲れるのは、ほとんどが目の酷使によるものです。

仕事で長時間パソコン作業をする人だけでなく、テレビを見続けたり、小さな画面のスマホを1日中見ていたりする人は、注意が必要です。

東洋医学の考え方では、肝経によって目と肝臓はつながっています。中国では「肝は目に穴をひらく」という表現をしますが、**肝のサインは目に現れます**。つまり、目が疲れてくるのは、肝の機能が弱っているということなのです。

「腕もみ」では肝経を直接刺激しませんが、からだ全体の気の流れをよくすることで、肝の機能を強化することができます。

むくみがとれる

からだの中にある水分が異常に増え、皮膚の下にたまってしまった状態を、むくみといいます。

東洋医学では、**からだのいたるところで水が停滞していると、むくみになる**と考えます。また、からだに残す水と排出する水とを振り分ける役割を担う腎の機能が低下することで、からだに余分な水分がたまりやすくなると考えます。

西洋医学では顔のむくみは腎炎や尿毒症、足のむくみは心臓病や肝臓病、全身のむくみは心臓病が原因と考えますが、東洋医学はどんなむくみであっても、基本的に脾、肝、腎の機能低下にかかわると考えます。

「腕もみ」では、からだ全体の気の流れをよくし、脾、肝、腎の機能を強化します。

からだ全体の水のめぐりがよくなると、からだのむくみがとれてきます。

しつこい肩こりがらくになる

肩こりはひどくなると、頭痛や吐き気におそわれることがあります。しつこい肩こりは、それだけでストレスになります。肩こりを放置しておくと、症状がどんどん悪化してくるので、できるだけ早い段階で治しておきましょう。

肩には肺経、大腸経、小腸経、三焦経という経脈があります。東洋医学では、この経脈に病気の原因となる邪気が入り込み、気の流れを滞らせることで引き起こされる症状を肩こりと考えます。

つまり、肩こりは、「腕もみ」で気の流れをよくしたあとに、「腕もみ」オプションで紹介した悪い気を外に出す方法を実践すると、より効果があるということです。**邪気がからだから出ていくと、しつこかった肩のこりがなくなります。**

二日酔いの症状をおさえる

がんがんするあたま、むかむかする胃。自業自得とはいえ、二日酔いの症状はつらいものがあります。いつかおさまるとはいうものの、それまでがストレスになります。休日ならともかく、平日だとすると仕事にならないこともあります。

東洋医学では、二日酔いは、適量を超えて体内で処理できずにたまったアルコールが脾の機能を低下させ、からだ全体の気の流れが悪くなることで引き起こされる症状と考えます。

「腕もみ」では、胃のむかつきや痛みをおさえる心包経の「内関」も含めて、経絡を刺激することで、気の流れをよくして、二日酔いの症状を軽くします。

冷えないからだをつくる

夜布団に入っても、足や腰が冷たくて眠れない。
真夏でも靴下がないと足が冷たい。
全身が冷える。

冷えの原因は、からだを構成する大切な要素である「血」の不足と「水」の停滞。
冷え性の人の足先が氷のように冷たくなるのは、水の循環が滞ると下半身にたまりやすくなるからです。

冷え性を改善するには、冷えている部分を温めるのではなく、からだ全体の気の流れをよくすることです。そうすることで、血と水をからだのすみずみにまで届けられるようになります。

冷えが気になる人は、「腕もみ」を習慣にしましょう。

気が滞らないからだをつくることは、冷えないからだをつくることでもあります。

お肌のトラブルが解決する

人間の肌は内臓の鏡。

東洋医学では、肌のトラブルは、からだの器官のどこかに不調があると考えます。エネルギーが十分につくれないことで、またうまく届かないことで内臓のはたらきが弱くなると、肌が荒れてきたり、熱を持って炎症を起こしたり、湿疹ができたりします。なかにはアトピー性皮膚炎を発症する人もいます。

体内の熱をさまし、**皮膚や粘膜のトラブルに効くのが、大腸経にある「曲池」や「手三里」**というツボです。

また、「腕もみ」で気が滞らないように気をつけておくと、内臓のはたらきが悪くなることはないので、肌を健やかに維持することができます。

美肌を維持するためにエステにお金をかけている女性は多いようですが、表面だけのケアには限界があります。内側からもケアしておかないと、やがて張りを失い、色つやも悪くなります。

健康的な肌であることが、本当の意味で最高の美人なのです。

「腕もみ」でやせる

「腕もみ」には、ダイエット効果もあります。

世の中には、ダイエットのための情報が氾濫しています。どの方法もなるほどと思えるものですが、世の中の人たちが満足しないのか、続々と新しいダイエット法が公開されています。

しかし、やせる方法を計算式にすると、実にシンプル。

（摂取エネルギー）－（消費エネルギー）という計算式が、赤字になればいいだけです。要するに、からだの中に入ってくるエネルギーより、日々の生活で消費するエネルギーが多ければいいのです。

そこで問題となってくるのが、加齢とともに落ちてくる基礎代謝。

基礎代謝とは、生命を維持するために最低限必要なエネルギーで、誰でも40歳を過ぎると、その消費量がガクンと落ちてきます。それが、若い頃と食事量は変わらなくても太ってくる理由です。

人間が消費するエネルギーのもっとも大きな割合を占めるのが基礎代謝です。その割合は、消費エネルギー全体の60〜75％。つまり、基礎代謝を高めることができれば、ダイエットは成功します。

「腕もみ」健康法なら、基礎代謝を高めることができます。

というのは、気の流れがよくなると、からだ全体の代謝がよくなるからです。

最近、太ってきたという人は、実は、気の流れが滞って代謝が悪くなったからなのかもしれません。第1章の腕チェックで痛みを感じた人は、その可能性があります。

病気が未《み》病《びょう》の段階で終わる

第1章の冒頭の腕チェックで、からだのどこも悪くないのに、痛みを感じた人がいたと思います。これは、からだの中のバランスが崩れはじめている状態です。

このことを、東洋医学では「未病」といいます。

未病は、症状が現れているわけではないので、自覚するのは難しいものです。

疲れがとれないとか、肩こりが続くとか、寝起きがすっきりしないとか、些細なからだの不調はわかっていても、ほとんどの人が、それが病気にまで発展するとは思いません。

なんらかの症状が現れたときに、はじめて「あれが前兆だったのか」と気づくくらいでしょう。

東洋医学では、古くから、この未病の段階を重くとらえてきました。できるだけ早く未病を見つけ、乱れたからだのバランスを整える。これが健康に生きる最善の策と考えてきたのです。

その考え方は、すでに2000年以上も前の東洋医学の原典に記されています。

「名医は病気になってから治すのではなく、病気になっていないものを治す」

重い病気を高度な治療技術で奇跡的に治すのが、名医ではないのです。病気にさせないのが名医。そういう意味では、自分のことをいちばんわかる自分が、自分にとっての名医になれるということです。

未病の段階で終わらせておかないと、症状が現れたときに、思った以上に重い場合もあります。それだけ、治るのに時間がかかります。長期化すると、からだのほかの器官にも影響が出てくるかもしれません。

未病の段階で、からだの中のバランスを正常に戻す。
それができるのが、「腕もみ」健康法です。

それどころか、「腕もみ」を継続して行っていれば、未病になることさえなくなります。ときどき、「腕もみ」前後に、自分の腕にこりがないか、痛みがないか確認しておきましょう。それだけで、健康な毎日が送れるようになります。

ここまで、「腕もみ」健康法で改善する症状をいくつも紹介してきました。「腕もみ」が日常の気になるあらゆる症状に効果があることに、驚かれている人も多いと思います。これは、気の流れをよくすることが、1本でつながるからだのあらゆる器官に影響を与える東洋医学の治療法だからです。

ただし、どんな症状の改善も、日々の「腕もみ」の継続があってはじめて可能になります。

1日1分こつこつと続けること。それが、みなさんのからだを守ることになります。

第5章

「腕もみ」効果に驚いた！

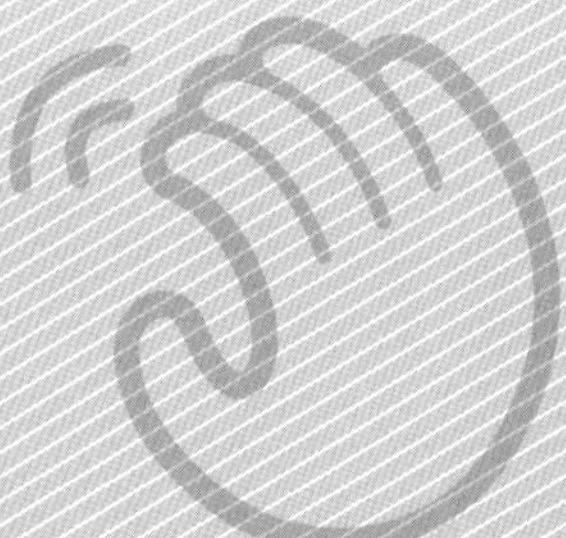

わたしは、患者さんにも、推拿《すいな》の施術をしたあとに、「腕もみ」健康法を指導しています。1日1分で終わる健康法なので、自宅で実践してほしいと考えているからです。

患者さんの症状はそれぞれですが、自宅で「腕もみ」をしてくれると、わたしの施術の効果が持続するし、完治した人なら、再発を防ぐことになります。

ここからは、「腕もみ」を実践しているわたしの患者さんの体験談を紹介します。

「腕もみ」で胃もたれしなくなりました

30代　女性

孫先生の推拿の施術の感想は、「痛ーい」。

東京中医学研究所のホームページを見て訪ねてみたのですが、右腕の前腕を指で押されたときは、飛び上がるほど痛みを感じました。

それでも先生は、にこにこしながら、前腕をほぐしていきます。

すると、最初はたまらないほど感じていた痛みが少しずつ変わってきました。心地いい痛みに変わってきたのです。先生の言葉を借りると、「イタ気持ちいい」ということだと思います。

その変化を先生に聞いたら、「気が通ったからですよ」と教えていただきました。気という言葉はよく聞きますが、見えないものなので、正直なところ疑ってかかっていました。その気を感じた瞬間でもあります。

先生のところに行ったのは、ひどい肩こりとばね指といわれる指のこわばりを診てもらうためです。そのときに教わったのが「腕もみ」健康法です。

先生からは、自宅で「腕もみ」すると、肩のこりもらくになるし、指のこわばりもらくになると言われましたが、実は、それ以上の効果がわたしにはありました。


先生のところへ行く前のわたしは、胃がもたれやすくて困っていたのです。

といっても、先生は内科医ではありません。もっと症状が悪くなったら、消化器系の病院にでも行こうと考えていました。


ところが、**「腕もみ」で、胃もたれがしなくなった**のです。


1週間に2、3回。自宅で「腕もみ」を続けていたら、いつの間にか、胃腸が元気になっていました。

先生にそのことを言うと、

「それはそうですよ。気が通ったのは腕だけじゃないですから。からだの中の気のバランスがよくなって、胃腸も活発にはたらくようになったということだよ」。

先生には話していませんが、「腕もみ」効果は、それだけではありませんでした。**寝る前にお布団の上で「腕もみ」すると、よく眠れるようになったのです。**眠れなくて睡眠不足で困っていたわたしにとっては、実はこれこそが、「腕もみ」の最大の効果でした。

「腕もみ」で肩の痛みが消えました

50代　女性

孫先生に出会うまでのわたしは、まさに満身創痍。

年齢からくるものなのか、からだのあちこちにガタがきていました。その症状を列記すると次のようなものになります。

①複雑骨折したあとの左手首がよく曲がらず、力も入らず、痛みもある。
②肩が重く、黒板に文字を書くのがつらい。
③左ひざに痛みがあり、階段の上り下りに支障がある。
④腰痛がひどく、重いものを持ち上げられない。
⑤首が痛い。

並べてみるとボロボロのからだだったことがよくわかります。
しかし、先生に診てもらったことで、いまは左ひざの痛み以外は、ほぼ解消することができています。

左手首は先生に診てもらう前は、左右で太さが違うくらい腫れていたのですが、先生に推拿の施術で手首をほぐしてもらったことで、すっかり元に戻りました。

首の痛みは、パソコン操作の多い仕事をしている関係でどうしても痛みが出てくるのですが、定期的に先生に施術してもらうことで、いまのところ、痛みを感じることが少なくなりました。

先生の施術で驚いたのが、肩の重さをとるものでした。肩を直接ほぐすのかと思ったら、先生がつかんだのは右腕。右腕の内側を肘から手首まで指でゆっくりほぐしていきます。

「痛いです」

そう思わず言ってしまうほど、前腕がこっていました。

先生が言うには、**肩が重いのは気の流れが悪くなっているから。**前腕をほぐしたのは、その流れをよくするためです。

ようやく痛みから解放されたわたしに先生が、「肩を上げてみてください」。するると、黒板に文字を書くのがつらくてたまらなかった右肩が、まったく痛くないのです。何度も試しましたが、何度でもらくに上がります。

そのときに、教えてもらったのが、「腕もみ」健康法。先生の施術を、自宅で再現できるものです。

右腕の前腕を、手のひらを上にして太ももに乗せ、その腕の上に左腕の肘を乗せ、体重をかけて押す。

動作はすごく簡単です。そのときに先生に言われたのは、せっかくだから、右腕だけでなく、左腕もやるようにということです。

わたしの場合、**右腕の前腕が張ってきたなと感じたら、お風呂の中で何日か続けて行うようにしています。**

ちょっと仕事が忙しくなってくると、すぐに張ってきたように感じるので、毎日とはいいませんが、1カ月のうちの20日以上は「腕もみ」していると思います。もちろん、先生に指示されたように、右だけでなく、左腕も。

おかげさまで、「腕もみ」で予防していることもあって、肩の痛みを感じることは、ほぼありません。まったくもって順調です。

さらに、左腕も「腕もみ」していることが関係しているのか、**胃腸の調子もよくなりました。**腕をもんで内臓が元気になるとは不思議ですね。

先生に診ていただいて感謝しているのは、からだの痛みがなくなったことはもちろんですが、からだのすべてがひとつにつながっていることに気づかせてもらったことです。前腕と肩や胃腸がつながっているとは、まったく知りませんでした。

おかげで、いままで以上に自分の健康に気を配るようになりました。

「腕もみ」すると心が落ち着く

50代　男性

わたしは8年前に脳の大きな手術を受けました。

その影響もあってがくんと体力が落ち、回復するまでの2年間はかなりつらかったことを覚えています。


ようやく動けるようになってからは、自宅でリハビリの体操をはじめたのですが、ここで問題になったのが、手術の後遺症でした。

首から上の手術だったからなのか、首や肩のこりがひどくなってきたのです。いくつか病院にも行きましたが、飲み薬や湿布は効かないし、逆に気持ち悪くなってしまいます。

そこで友人の医師に相談したところ、紹介してもらったのが孫先生でした。

いまのところ、これまでのような感覚になることもなく、順調に回復に向かっています。そんな先生に、不安定な体調をどうにかできないかと相談して、教えてもらったのが「腕もみ」健康法です。


わたしの場合は、集中してというより、**時間があるときにテレビを見ながら、「腕もみ」**しています。先生には1日1分でいいからと言われましたが、時間があるので10～15分と長めに行っています。

そこまで長く「腕もみ」すると、押す腕も疲れてきます。

そこでわたしは、**丸い棒を使ってポンポンたたいています。**


わたしにとっての「腕もみ」効果は、**前腕を刺激すると、気持ちが落ち着いてくる**ことです。心が穏やかになって、安心するというか。

心とからだは、やはり連動するもので、「腕もみ」を行うようになってからは、以前より体調の波がなくなったと思います。
これも先生のおかげですね。

ストレスに強い「腕もみ」

40代　男性

40歳になってからテニスをはじめたのですが、あまりに真剣にやりすぎてテニス肘になってしまいました。

腕に専用のサポーターをつけて、痛みをごまかしながら続けていたのも、もう限界。どこか、いい病院はないかと探していたところ、知人に紹介してもらったのが孫先生でした。

先生に診てもらったのは、もちろん肘。

しかし、先生に推拿の施術してもらっているときに、

「最近、胃の痛みがはげしくて。やっぱりストレスなんですかね」とポツリ。

そこで、先生が教えてくれたのが「腕もみ」健康法です。

肘を診てもらっているのに、胃に効くと言われても……。最初はやり方は聞きましたが、自宅で実践することはありませんでした。

それから1週間後、再度、テニス肘を診てもらいに先生のところへ行くと、

「腕もみ続けてる？」。

試していないことを正直に伝えると、

「胃の調子はどうなの？」。

これにも、変わらず調子が悪いと答えると、「だまされたと思って、腕もみやったら？」。

肘の痛みがまったくなくなって気分がよかったのか、わたしは、素直に「腕もみ」を実践してみることにしました。

テニス肘の痛みが驚くほど消えたので、先生を信じて、**1日1分を2週間**ほど続けてみました。

すると、**胃が痛くなることが少なくなった**のです。

たまたまストレスのかかる仕事が少なかったのかなと考えてみましたが、先月より出張は多いし、トラブル処理にも出かけていました。

たかだか1分なので、最近は自宅というより、営業から帰ってきたときのデスクで「腕もみ」を続けてます。

先生のことを信じてなくてすみませんでした。

腱鞘炎を治療したら冷え性が治っていました

30代　女性

わたしは派遣で経理の仕事をしています。

毎日、長時間の事務処理手続き。月末が近づくと、ランチの時間以外は、ほぼパソコン作業が続くこともあります。

はじめた頃から手首に違和感を覚えながらでしたが、ついに「腱鞘炎」になってしまいました。

だからといって、いまの仕事を辞めるわけにはいかないし、どうしようかと悩んでいたところ、過去に腱鞘炎を患ったことがある友だちから、孫先生を紹介してもらいました。

「すぐに治るよ」

これが先生の最初の言葉です。

そう言って、わたしの腕をとった先生は、腱鞘炎で痛くなっていた左腕の前腕を強くもみほぐしはじめました。

指圧やあんまといった手技による治療がはじめてだったわたしにとって、先生の推拿の施術は激痛でした。

涙目になりながら、先生の顔を見ると、笑っています。

そしてまた、「すぐに治るから」。

先生の言葉は本当でした。

その日からすぐに腱鞘炎の痛みはやわらぎ、1週間後に先生にもう一度診てもらったときには、数週間前の状態がうそのように痛みが消えていました。

そのとき、腱鞘炎が再発しないようにと教えてもらったのが、「腕もみ」健康法です。基本は両腕で、腱鞘炎になった左腕は少し多めにということでした。

時間がないときは、左腕だけでも腕もみしなさいと言われました。

もう腱鞘炎になりたくなかったので、仕事がある日は、**ほぼ毎日、寝る前に「腕もみ」**を続けました。

そうしていると、あることに気づいたのです。

そういえば、わたし、最近、「手足が冷たい!」と騒がないな。

どうしてなのか、考えてみましたが、仕事も変わらないし、食生活も変わらないし、変わったことといえば、「腕もみ」を真面目に続けたくらい。

仕事帰りに、先生のところへ寄ってそのことを話すと、

「腕もみで気の流れがよくなったからですよ」。

冷え性が治ってしまったのは、腱鞘炎のためと思って続けていた「腕もみ」のおかげだったのです。


もう手首が痛くなることもないし、冷えを感じることもないし。

先生ありがとうございました。

おわりに

病気を治す力は、自分のからだの中にある

中国には、古くから「治三分、養生七分」という言葉があります。

これは、治療で治せるのは30％で、病気を完全に治すには、それからの養生生活が大きな割合を占めるという意味です。そのまま受け取ると、東洋医学の治療は効かないように聞こえるかもしれませんが、養生する、つまり、人間が本来持っている自己治癒力を高めることが肝心だということです。

わたしは日本に来て30年になりますが、日本人は、この「自己治癒力を高める」意識が中国人と比べると低いところがあるようです。

理由のひとつは、日本には整備された医療環境があることです。国民皆保険という非常に優れた制度があるため、誰でもすぐに医師の治療が受けられます。もうひとつは、日本人の国民性だと思いますが、「相手を信じる」ことから人間関係がはじまるところです。それによって、どこか医療機関に頼りきる傾向があるように思います。

忘れてならないことは、わたしたちには、もともと自分で自分のからだを治す力があるということです。それを高めることができれば、医師に頼らなくても健康なからだを維持することができます。

その方法が、本書で紹介した「腕もみ」健康法です。

これは、中国と日本でのわたしの臨床経験から生まれたものでもあります。老若男女問わず、いつでもどこでもできる方法、そして、効果が得られる方法として考えたものです。

「腕もみ」健康法は、治療法にもなります。

本書で紹介した基本の「腕もみ」は1日1回1分という簡単なものです。しかし、この方法を1日2回、3回に、そして1回5分、10分と少しずつ増やしていくことで、健康を維持するだけでなく、治療として使うこともできます。

いずれにしても大切なことは、本書の中でも話しましたが継続することです。自分でつくる病気は、1日2日でつくられるものではありません。もし、あなたが50歳だとしたら、50年かけてつくったものかもしれないのです。それが1回、2回の治療で治るわけがありませんよね。

毎日続けましょう。毎日、腕にふれることで、自分のからだの状態を自分で把握できるようになります。長く続けるほど、わずかな変化にも敏感になります。

自分のからだは、自分で守ってあげてください。

わたしの手は、そのお手伝いのためにあると思っています。

2017年2月　孫維良

著者プロフィール

孫 維良（そん・いりょう）

東京中医学研究所所長、天津中医薬大学客員助教授。

1954年、中国・天津生まれ。天津中医学院（現・天津中医学大学）で中国推拿の胡秀章教授に指示。

卒業後、天津中医学院第一附属病院の推拿科医師として勤務する傍ら、中国中央電子台（CCTV）のテレビ番組、健康雑誌連載などで活躍。来日後は東京中医学研究所で多くの著名人を施術する傍ら、城西大学での気功指導、国立障害者リハビリテーションセンターなど各地での講演活動を行う。テレビや雑誌などへの出演も多数。著書に『中国秘伝 漢方養生訓』（二玄社）、『中国秘伝 ひとりあんま気功』（文藝春秋）など。

東京中医学研究所ホームページ　http://www.tuina.jp/

「腕もみ」で胃腸の不調がみるみる改善する！

2017年2月19日　第1刷発行

著者	孫 維良
発行者	長坂嘉昭
発行所	株式会社プレジデント社
	〒102-8641
	東京都千代田区平河町2-16-1 平河町森タワー13階
	http://www.president.co.jp
電話	編集（03）3237-3737
	販売（03）3237-3731
編集	木下明子
構成・編集協力	洸川俊一
販売	高橋 徹　川井田美景　森田 巌　遠藤真知子
	塩島廣貴　末吉秀樹
撮影	森 鷹博
モデル	殿柿佳奈
制作	田原英明
ブックデザイン	小口翔平＋山之口正和（tobufune）
印刷・製本	株式会社ダイヤモンド・グラフィック社

ISBN 978-4-8334-5113-0
Printed in Japan